总主编　高占成

呼吸系统疾病防治小百科

间质性肺疾病

主　编　代华平　高占成

副主编　叶俏刘艳

编　委（按姓氏笔画排序）

王　雪　王艳勋　朱　钧　朱　敏

孙　兵　李　洁　张　曙　班承钧

徐作军　黄　慧　崔　瑷　章九红

蒲　纯　薛　熠

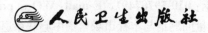人民卫生出版社

图书在版编目（CIP）数据

间质性肺疾病 / 代华平，高占成主编 . —北京：人民卫生
出版社，2014

（呼吸系统疾病防治小百科 / 高占成主编）

ISBN 978-7-117-19798-4

Ⅰ. ①间… Ⅱ. ①代…②高… Ⅲ. ①间质浆细胞性肺炎 –
诊疗 Ⅳ. ①R563.1

中国版本图书馆 CIP 数据核字（2014）第 220818 号

人卫社官网	www.pmph.com	出版物查询，在线购书
人卫医学网	www.ipmph.com	医学考试辅导，医学数 据库服务，医学教育资 源，大众健康资讯

呼吸系统疾病防治小百科
间质性肺疾病

主　　编: 代华平　高占成

出版发行: 人民卫生出版社（中继线 010-59780011）

地　　址: 北京市朝阳区潘家园南里 19 号

邮　　编: 100021

E - mail: pmph @ pmph.com

购书热线: 010-59787592　010-59787584　010-65264830

印　　刷: 北京汇林印务有限公司

经　　销: 新华书店

开　　本: 710×1000　1/16　**印张:** 5

字　　数: 72 千字

版　　次: 2014 年 12 月第 1 版　2014 年 12 月第 1 版第 1 次印刷

标准书号: ISBN 978-7-117-19798-4/R·19799

定　　价: 15.00 元

打击盗版举报电话: 010-59787491　E-mail: WQ @ pmph.com

（凡属印装质量问题请与本社市场营销中心联系退换）

丛书编委会

主　编　高占成　北京大学人民医院

编　委（按姓氏笔画排序）

王　琪　大连医科大学附属第二医院

王　静　郑州大学第一附属医院

代华平　首都医科大学附属北京朝阳医院

杜　娟　贵阳医学院附属医院

李家树　连云港市第一人民医院

杨敬平　内蒙古医科大学第三附属医院

余　勤　兰州大学第一医院

张　伟　南昌大学第一附属医院

张　波　空军总医院

张　捷　吉林大学第二医院

张　锦　宁夏医科大学总医院

张湘燕　贵州省人民医院

陈愉生　福建省立医院

陈燕文　北京大学人民医院

赵洪文　中国医科大学附属第一医院

胡　克　武汉大学人民医院

胡成平　中南大学湘雅医院

钟小宁　广西医科大学第一附属医院

魏立平　广州医科大学附属第三医院

秘　书　暴　婧　姜　宁

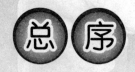

总序

一个健康的人几天不吃东西,甚至不喝水,仍然可以维持生命,但是没有一个人能五分钟不呼吸。没有人可以否认呼吸系统对于维持生命的重要意义。

我们可以选择吃什么样的食物,喝什么样的水,却无法选择自己呼吸什么样的空气。近年来,随着人们生活环境和习惯的改变,呼吸系统的健康问题日益严重。除了令人们谈虎色变的肺癌的发病率不断攀升以外,慢性阻塞性肺疾病、支气管哮喘、肺心病、肺部弥散性间质纤维化以及肺部感染等疾病的发病率、病死率也有增无减。曾经得到控制的肺结核的发病率近年来也有增高的趋势。此外,还有一些新发的呼吸系统急性传染病,比如传染性非典型肺炎、流感大流行、人感染禽流感和中东呼吸综合征等,也都严重威胁着人们的生命健康。然而,人们对呼吸系统的了解以及对呼吸系统健康的重视程度却远远不够。

为此,我们组织国内近二十家医院上百位呼吸科专家,编写了国内首套面向大众系统、全面介绍呼吸系统疾病防治知识的系列丛书——《呼吸系统疾病防治小百科》。丛书共 17 个分册,分别为:《怎样识别呼吸系统疾病》《得了呼吸系统疾病怎么办》《环境卫生与呼吸系统疾病》《上呼吸道感染》《支气管哮喘》《慢性阻塞性肺疾病》《肺结核》《间质性肺疾病》《胸廓、胸膜和纵隔疾病》《肺炎》《打鼾与睡眠呼吸暂停》《肺癌》《呼吸系统症状与全身性疾病》《支气管扩张》《呼吸衰竭》《肺源性心脏病》和《肺栓塞》。

丛书汇集了众多临床专家多年的临床经验,针对大众最关心的问题和最需要了解的知识,从不同侧面详细介绍了呼吸系统的基本生理功能、影响呼吸系统健康的因素、常见的呼吸系统疾病症状、呼吸系统疾病常用的检查和治疗方法，以及各种严重危害生命健康的呼吸系统疾病的发病原因、防治措施等。其中，既有大家熟悉的常见呼吸系统疾病，也有一些大家还不太了解，但危害极大、需要引起重视的疾病和症状。

本套丛书凝聚了国内上百位呼吸与危重症医学科临床一线工作人员的智慧，在保证科学性的基础上，从普通百姓的需求出发，采用问答的形式，以尽量通俗的语言讲解防病、治病的科学知识。

希望这套丛书能够帮助广大读者了解呼吸系统，学会如何维护呼吸系统健康，并能够在出现呼吸系统症状时，正确判断，及时就医，配合医护人员接受规范治疗，早日恢复健康。

每种疾病在每个人身上的表现都会有所不同，人们对疾病的认识也在不断进步。尽管每位编写者在丛书的编写中都付出了辛苦的努力，但书中仍然会有诸多不足之处，希望广大读者能够提出宝贵意见，以便在修订和再版时改进。

高占成

2014 年 11 月于北京

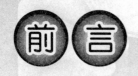

前言

  间质性肺疾病,也称弥漫性实质性肺疾病,是一组疾病的总称,目前已知的有 200 多种。由于间质性肺炎和(或)肺纤维化是其最常见的病理改变,也常称为间质性肺炎或肺纤维化。间质性肺疾病也是引起咳嗽、呼吸困难或气短的常见疾病,但是直到近年才引起关注。由于过去很少听说本病,加之病情复杂、诊断相对困难、治疗方法有限,以及认识上存在误区,患者易产生较大的心理负担。

  为了增进广大患者对间质性肺疾病的了解和战胜疾病的信心,我们编写了本书,结合实际案例介绍疾病的定义、病因、临床表现、辅助检查、诊断、治疗、预后以及患者自我管理等方面的知识。

  参与编写本书的编者都是在间质性肺疾病诊治方面具有丰富经验的医生、呼吸治疗师和护士,相信他们通俗生动的介绍会增进您对间质性肺疾病的了解,使您认识到并不是所有的间质性肺疾病都很可怕。对于间质性肺疾病,需要正确诊断、适宜治疗,并积极预防其发生或进展,此外还要有乐观而积极的态度。

  由于水平有限,编写难免有不完善的地方,敬请广大读者批评指正。

代华平

2014 年 11 月

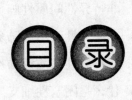

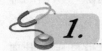

1. 肺脏的基本结构是怎样的

肺脏是人体的重要脏器,位于胸腔,左右各一个,通过左、右主支气管与气管、咽喉及口鼻相通。气管由颈部进入胸腔后,分为左、右主支气管进入左、右肺脏,支气管再不断分枝,越分越细,直至细支气管。这样,肺脏的气道就像是一颗倒置的树,主干是气管,分枝是各级支气管和细支气管,称为支气管树。细支气管分成簇状的气囊,叫肺泡。每个这样的小气囊(肺泡)被微小血管(毛细血管)包绕,并与相邻的肺泡彼此紧密连接,相连接处即为肺泡间隔。正常肺是由许多这样的气囊(肺泡)组成的具有弹性的海绵状器官,估计每侧肺有约 3 亿个肺泡。

肺实质是指肺内各级支气管及其终端的肺泡结构,即支气管树及其末端相连的气囊。肺间质是指连接和支撑肺内支气管和肺泡的组织,主要指肺泡间隔。可以设想一个充满气球的桶,气球就是肺泡或气囊,气球(肺泡)相互接触的地方(肺泡间隔)代表"间质"。

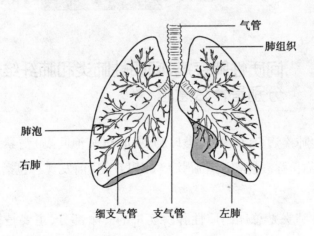

2. 肺脏是如何工作的

肺脏的主要功能是呼吸,即吸入氧气(O_2),呼出二氧化碳(CO_2)。正常成年人每分钟呼吸 12~20 次。吸气时,肺脏膨胀,外界空气中的氧气随气流经过气道传导到肺泡,再穿过肺泡与毛细血管之间的"间隙"(所谓的肺间质)进入血液。含氧血液回到心脏,由心脏泵出,经血管运送到全身各个部位。同时,血液中的废弃物(如二氧化碳)则反方向通过此间隙离开血液进入肺泡,随呼气被排出体外。

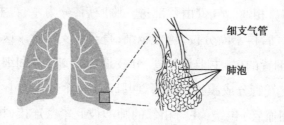

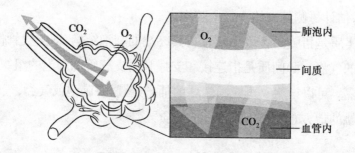

 ## 间质性肺疾病、间质性肺炎和肺纤维化分别是什么意思

间质性肺疾病(ILD)是一类以肺脏间质(肺泡间隔)受累为主的疾病的总称,又称作弥漫性实质性肺疾病(DPLD),目前发现它包括200多种不同的疾病。

间质性肺炎是总体间质性肺疾病中的一个部分,主要是指肺泡间隔发生了炎症和(或)纤维化,因此,也常称作肺纤维化或肺间质纤维化。间质性肺炎分为特发性间质性肺炎和继发性风湿免疫病等导致的间质性肺炎。

通俗地讲,肺纤维化就是正常肺组织被瘢痕组织取代,犹如皮肤破损后结疤一样。

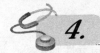

4. 哪些疾病属于间质性肺疾病

间质性肺疾病包括以下四大类：

（1）原因已知：①职业、环境暴露所致，如尘肺、矽肺、石棉肺；②治疗相关，如胺碘酮、甲氨蝶呤等药物治疗以及放疗、氧中毒；③结缔组织疾病、胶原血管病、风湿病或自身免疫疾病相关。

（2）原因未知：主要包括特发性间质性肺炎（IIP）。

（3）肉芽肿性肺疾病：如结节病、过敏性肺炎。

（4）罕见的间质性肺疾病：包括肺泡蛋白沉积症、肺朗格汉斯细胞组织细胞增生症、肺淋巴管平滑肌瘤病、特发性肺含铁血黄素沉积症、肺泡微石症。

5. 什么是特发性间质性肺炎

"特发"的意思是"病因不明"，因此特发性间质性肺炎是指一组原因不明的间质性肺炎，包括特发性肺纤维化（IPF）、非特异性间质性肺炎（NSIP）、脱屑性间质性肺炎（DIP）、呼吸性细支气管炎性间质性肺疾病（RBILD）、隐源性机化性肺炎（COP）、急性间质性肺炎（AIP）、罕见的淋巴细胞性间质性肺炎（LIP）和胸膜肺弹力纤维增生症，以及不能分类的间质性肺炎。其中，最常见的是特发性肺纤维化。

6. 什么原因可以导致间质性肺疾病

常见的原因有以下几个方面：

（1）长期吸入无机粉尘：如在煤矿工作、接触石棉、吸入有害气体。

（2）过敏性肺炎：吸入有机粉尘可引起一种称为过敏性肺炎的疾病。以下情况可能发生过敏性肺炎：养殖蘑菇；饲养宠物，如鸽子、鹦鹉等；接触发霉的谷物、干草等；在使用被污染的空调或湿化器的环境下工作或生活；

进行桑拿浴或热桶浴时发生水汽污染。

（3）长期服用以下药物：胺碘酮、甲氨蝶呤、化疗药等。

（4）急慢性肺感染：如血行播散性肺结核、肺孢子菌肺炎、病毒性肺炎等。

（5）慢性心脏疾患导致肺间质水肿。

（6）与类风湿关节炎、干燥综合征、多发性肌炎、系统性红斑狼疮、硬皮病等自身免疫疾病和血管炎相关的间质性肺炎。

（7）肿瘤相关疾病：如肺泡癌、癌性淋巴管炎、淋巴瘤等。

（8）特发性间质性肺炎：大多数间质性肺疾病的病因不明。特发性间质性肺炎是常见的病因不明的间质性肺疾病，尤其是特发性肺纤维化，其次是结节病。还有一些少见的间质性肺疾病，如肺朗格汉斯细胞组织细胞增生症、淋巴管平滑肌瘤病、肺泡蛋白沉积症等。

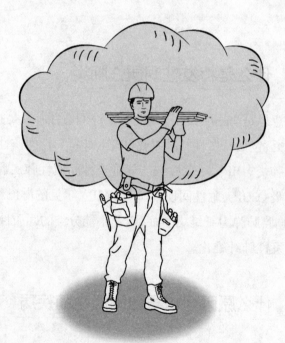

 7. 间质性肺疾病患者会有哪些不适

间质性肺疾病多是慢性病程，隐匿起病，早期常无症状，甚至疾病有相

4

当进展时仍无明显症状,而在体检或因其他疾病拍 X 线胸片或胸部 CT 时发现。

间质性肺疾病的主要症状是呼吸困难或气促,患者常描述为"上气不接下气"的感受。许多患者会忽视偶尔或活动时的气短,认为这仅是因为上年纪或体形发胖的缘故,但当病情发展、肺破坏严重时,轻微活动(如洗澡、穿衣、打电话等)后也会发生气短。

其他症状包括频发干咳、体重减轻、肌肉关节疼痛。有些人有流感症状,如疲乏。

疾病变化因人而异,过程较难预测。有些人疾病进展缓慢,持续数月或数年;而有些人则进展迅速;有些人则较长时期保持稳定不发展。

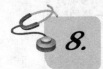

8. 间质性肺疾病患者为什么会出现呼吸困难

发生间质性肺疾病时,由于广泛的肺脏炎症和纤维化(或肺脏瘢痕形成)导致肺间质(肺泡间隔)增厚,氧气难以从肺泡转运到血液,出现肺换气不足;同时肺脏纤维化导致肺脏体积缩小,扩张受限,通气减少。肺换气不足和通气减少都可以导致血液低氧,患者因而感到呼吸困难或气短、气促和活动耐力下降。

9. 如何及时发现自己患了间质性肺疾病

(1)注意和重视气短和咳嗽等不适感觉。

(2)及时到医院就诊,让呼吸专科医生详细了解发病情况和相关病史,并进行体格检查和相关血液化验、心电图等检查,了解肺脏疾病与全身疾病的关系。

(3) X 线胸片:作为常规筛查,可以发现大多数间质性肺疾病。但是,也有 5%~15% 有显著纤维化的患者会有正常胸片表现。

(4)胸部高分辨率 CT(HRCT):较常规 X 线胸片和普通 CT 能提供更

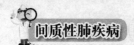

准确、更细微的图像,反映肺脏的结构和病变,是诊断间质性肺疾病的重要影像诊断。

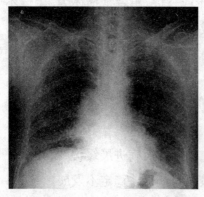

X 线胸片显示肺脏容积缩小,双肺看起来弥漫着网格和结节一样的改变

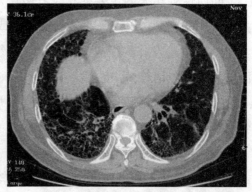

胸部高分辨 CT 显示双肺很多地方看起来像渔网,甚至有蜂窝一样的改变

（5）肺功能检查:用于评价肺脏的通气和气体交换功能是否受损。肺脏纤维化使得患者的肺脏体积缩小,肺活量、肺总量降低,表现为限制性通气功能障碍,肺泡间隔增厚导致肺脏弥散功能下降。运动肺功能检查可以帮助发现早期症状不明显的间质性肺疾病。

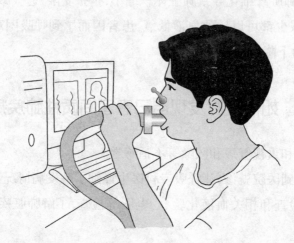

（6）动脉血气分析:用于检测肺交换氧气和二氧化碳功能的好坏,评价血液是否存在缺氧和二氧化碳潴留。正常动脉血气氧分压（PaO_2）大于或等于 80 毫米汞柱,血氧饱和度（SaO_2）大于或等于 95%。肺纤维化可导致肺泡间隔增厚,肺泡进行氧气和二氧化碳的交换功能受损,呈现低氧血症。

(7)支气管镜检查:可以观察到支气管管腔的病变。同时,通过支气管镜进行经支气管透壁肺活检(TBLB)或(和)支气管肺泡灌洗检查(BAL),有助于对某些间质性肺疾病作出诊断,或排除其他需要鉴别的疾病(如结核、肿瘤等)。不足之处是通过支气管镜获得的肺组织较小,经常不够作出明确诊断。

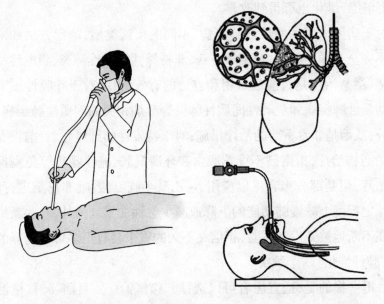

(8)外科肺活检:采取电视指引下经胸腔镜肺活检(VATS)或小开胸肺活检(OLB)进行病理诊断,是对肺脏病变诊断不清楚或肺纤维化患者的最直接和最可靠的诊断方法。可以确定间质性肺疾病的病理类型,帮助进行治疗选择和预后判断。但是,这种检查具有侵入性,并不对所有患者推荐。

10. 间质性肺疾病有哪些治疗方法

间质性肺疾病是一个复杂的疾病群体,有经验的医生制订的具体治疗措施建立在病因、疾病类型、严重程度,还有患者的年龄、健康及医疗史、其他合并存在的健康问题等多因素考虑的基础上,而且这种治疗措施还会因治疗反应、药物的耐受性和病情变化而调整。因此,针对每个患者的治疗

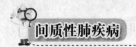
措施都不可能完全一样。

　　对于一些有明确原因的间质性肺疾病,首要治疗措施是针对病因的治疗。例如,脱离粉尘的环境、放弃宠物饲养、停用可疑药物等,在祛除病因后,如有必要,联合激素等治疗,病情往往可以得到有效控制;如果是左心衰竭等引起的间质性肺水肿,以抗心力衰竭治疗为主;如果是与结缔组织疾病、血管炎等有关的间质性肺炎,应以治疗原发病为主,随着原发病的控制,肺间质纤维化也可得到改善。

　　对于病因未明的间质性肺疾病,不同的疾病类型,治疗方法和治疗反应也不完全一样。例如,对于结节病、非特异性间质性肺炎、隐源性机化性肺炎等,激素治疗是目前最常用和首选的有效治疗;对于呼吸性细支气管炎伴间质性肺疾病和脱屑性间质性肺炎等吸烟相关的间质性肺疾病,除了激素外,戒烟是非常重要的治疗措施;对于特发性肺纤维化,目前没有特别有效的药物治疗,指南已不推荐激素和环磷酰胺、硫唑嘌呤等免疫抑制剂进行治疗,但是部分患者可以应用 N- 乙酰半胱氨酸、吡非尼酮进行治疗,以在一定程度上减慢肺功能的下降或减少急性加重。另外,一些新型的药物也在不断地被开发和试验,相信在不久的将来会有更多可以选择的药物治疗"肺纤维化"这个顽疾。

　　值得一提的是,适宜患者可以选择肺移植治疗。目前,肺移植治疗已经成为终末期肺疾病患者最有效的治疗措施。虽然国内的肺移植开展比较晚,还没有像肾移植、肝移植等为大家所了解和接受,但从我们前期的近30 例肺移植看,结果还是令人鼓舞的,3 年存活率达 60%。目前存活患者都生活得很好,生活质量明显提高。

　　另外,氧疗、肺康复治疗(包括运动训练、呼吸训练)、再教育和心理治疗可以减轻患者的焦虑和紧张情绪,鼓励患者树立对生活的信心,并且对症支持治疗等对于改善患者的生活质量都是非常重要的措施。

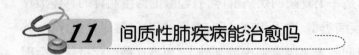 11. 间质性肺疾病能治愈吗

　　间质性肺疾病种类繁多,大多数疾病如果早期被发现并正确诊断,给

予合理有效的治疗可以减轻症状,阻止或减慢肺纤维化形成,缓解并控制病情发展。甚至很多疾病如果早期被正确诊断并给以合理有效的治疗是可以治愈的。

各种间质性肺疾病如果没有在早期被发现,而发展到晚期,形成两肺广泛的纤维化(蜂窝肺),目前为止除了肺移植外,还没有更好的方法可以治愈。但是,合理的治疗措施可以帮助缓解症状,防止并发症,改善生活质量。

12. 如何正确面对间质性肺疾病

(1) 以科学的态度,积极的心态面对疾病。

(2) 规律运动:肺疾病和气短会使患者活动力下降、易疲劳,缺氧会使患者产生恐惧和心理压力,因此有慢性肺疾病的患者,有时为了避免气短而限制活动,特别是家属也劝患者少活动。其实,缺乏运动会使肌肉不能像以前那样有力和有效率,甚至发展到即使轻微的日常活动也变得困难。而规律运动,如简单的散步等,可使肌肉会变得更有力,更能对抗疲劳。规律训练能帮助患者学会使用更有效的方法去完成工作,使得结果完成同样的工作需氧减少,气短也会减轻。

(3) 保持良好的营养和适当的体重:一些慢性肺疾病患者因为怕吃饭时气短,所以进食减少,导致营养不良,低营养使呼吸肌乏力,从而气短加重。另一方面,体重超重会增加心肺供氧到全身的负担,也会导致气短,而且超重会增加膈肌的压力而使呼吸不足。因此,慢性肺疾病患者应注意合理膳食,在保证营养的同时,保持适当的体重。

(4) 避免感染:感染会加重病情。有些患者往往因为习惯了呼吸不好,容易忽视呼吸上的微小变化及加重的咳嗽,或者认为不重要。慢性肺疾病患者应该及时向医生汇报新发的症状或症状的新变化,以及时采取治疗。每年注射流感疫苗,能降低因流感引发并发症的发生率及住院次数。另外,肺炎疫苗也可以用于预防特定细菌引起的肺炎。患者可以向医生咨询是否可以注射这些疫苗。

（5）戒烟：停止刺激是阻止肺进一步被损害的好方法。吸烟的患者应立即戒烟。戒烟困难者可向医生寻求帮助。此外，被动吸烟同样有害，应劝告家人和朋友戒烟，至少不要在您周围吸烟。

（6）学习和练习放松：慢性肺疾病患者常出现焦虑和悲观情绪，而这些情绪会使病情加重。气短、活动力下降及悲观情绪可能会使患者脱离家人和朋友。学会放松有助于控制因气短而产生的恐惧；身体和精神放松可以避免因肌肉紧张而消耗过多的氧气。

"无论在什么情况下，我都决定使自己快乐，因为经验使我懂得大部分的快乐与痛苦决定于我们的心境，而不是我们（所处的）环境"。——华盛顿

（7）态度：您是选择悲伤、高兴或发疯？您是选择积极还是消极？虽然您的选择可能不会解决您的所有问题，但您的选择会影响如何对疾病的处理，由此带来的结果肯定会有不同。因此，积极参加疾病治疗的全过程才是明智的选择。

"积极的心态比任何灵丹妙药都能创造更多奇迹"。——Partricia Neal。

（8）氧疗：许多人担心氧疗后会离不开氧，而自行停止使用，这是完全错误的。如果氧不充足，肺脏血管会收缩变窄，导致肺动脉高压和肺心病。补充氧能减少血管和右心的张力、减轻气短感受、改善睡眠等。如果医生建议吸氧，您就应该遵从。

（9）新药试验：有很多新药的临床试验，虽然治疗效果还不确定，但是也不妨一试。此外，在新药的临床试验中还可以有更多机会得到间质性肺疾病专家的指导。

（10）定期随诊：可以使医生了解治疗效果，及时发现病情变化和药物的不良反应，调整治疗方案。患者最好准备一个病情记录本，把身体的不适和服药情况记录下来。此外，在每次门诊时都应携带所有的医疗记录和医疗资料，包括化验、影像资料等。

13. 什么是特发性肺纤维化

已到花甲年龄的老刘身体一直很好，退休后每天到公园遛弯、练剑，生活过

得有滋有味。可近一年老刘逐渐感到力不从心,以前到公园快走上一两圈儿完全没问题,现在走上半圈就感觉气短,不得不停下休息,有时还咳嗽得厉害,身体也觉得很乏力。在家人的催促下,老刘去了医院。这一看可把老刘给吓坏了。医生给他拍了胸片,考虑可能有"肺纤维化",建议老刘去拍个肺CT。CT检查结果一出来还真有问题,医生告诉老刘他得了"特发性肺纤维化"。

前面介绍过,所谓肺纤维化,就是正常肺组织被瘢痕组织取代,犹如皮肤破损后结疤一样。特发性肺纤维化(IPF)即病因不明的肺纤维化,属于间质性肺疾病最常见的一种。

肺组织的功能是将人吸入的氧气交换入血液,使得身体各个器官得到充分的氧供。得了特发性肺纤维化后,肺组织失去正常的交换氧气的功能,即使吸入高浓度氧气,也不能将这些氧气带入血液,从而使其他器官处于慢性缺氧状态,产生各种症状。

特发性肺纤维化发病多发生于中老年人群,50岁以上者多见,也就是说中年人及老年人更容易患此病。

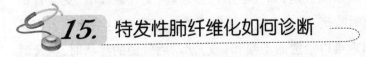 14. 特发性肺纤维化的常见症状有哪些

大多数患者呈缓慢起病,最初可能都意识不到。一些老年患者常以为是自己岁数大了,活动能力有所下降。就像老刘一样,最初症状并不明显,随着时间的推移,可能在数年或数月里症状逐渐出现,而后更加明显。

特发性肺纤维化的主要症状是咳嗽和活动后气短。特发性肺纤维化的咳嗽常为干咳,少痰或无痰,刺激或活动后干咳更加明显。在干咳的同时,患者更加突出的症状是气短,尤其在活动后,如上楼、跑步、长时间行走后更加明显,患者常形容"气不够用"。因此,特发性肺纤维化患者常因咳嗽和活动后气短就诊。此外,患者常伴有乏力、厌食、消瘦,合并感染时可出现发热。

15. 特发性肺纤维化如何诊断

如果中老年人出现无原因的咳嗽及活动后气短,应及时就诊。通常需

要拍 X 线胸片初步排查,若结果提示肺纤维化,需要进一步完善胸部高分辨率 CT(HRCT)以明确肺内细微的病变特点。其他能帮助诊断的检查包括肺功能、动脉血气分析、结缔组织疾病相关的血清学检查等。

当患者无相关的已知原因,如类风湿关节炎等结缔组织疾病史、粉尘接触史、煤矿工作史及长期服用某些特殊用药等情况,胸部高分辨率 CT 见到诸如蜂窝样的破坏性改变等征象,并完善了一些其他检查除外其他症状相似的疾病后,可诊断本病。对于一些 CT 表现不典型者,可能还需要进行胸腔镜检查或小开胸取得小块肺组织进行病理检查,以明确诊断。

需要注意的是,一些相对年轻就诊断为"特发性肺纤维化"的患者,尤其是女性,可能在疾病初期并无结缔组织疾病的相应临床表现,但随着疾病的发展才逐渐显现出结缔组织疾病相关的症状和血清学表现。因此,应常规进行结缔组织疾病血清学检查,并且在随访过程中复查。

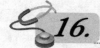

16. 哪些疾病和特发性肺纤维化表现相似

其他疾病也可能像特发性肺纤维化一样有咳嗽及活动后气短的症状。这又是些什么病呢,我们又如何分辨呢?

在各种原因的肺纤维化中,除了特发性肺纤维化外的其他纤维化多有类似的症状,但在发病的原因(如尘肺、感染、心力衰竭等)、起病的缓急(急性、亚急性、慢性)以及胸部 CT 的表现(如结节、空洞、大泡)上均有明显的不同。

结缔组织疾病及慢性外源性过敏性肺泡炎的胸部 CT 表现与特发性肺纤维化类似,但前者多有皮疹、关节疼痛变形、脱发等表现,后者则多有饲养鸽子、种植蘑菇等职业接触史。

另外,其他呼吸系统疾病,如性阻塞性肺疾病、支气管哮喘、支气管扩张等,也有慢性咳嗽咳痰、活动后气短气促等类似表现,但这些疾病各有其特点。因此,当出现难以治愈的干咳和(或)活动后气短的症状时,应及时就医,听从医生建议,明确是何种疾病,对因治疗。

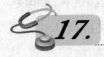

17. 特发性肺纤维化如何治疗

目前,特发性肺纤维化的病因仍不清楚,故缺乏确切有效的治疗药物。过去常认为糖皮质激素对其有效,但经过大量的临床试验研究发现其疗效不尽如人意,其他如环磷酰胺、硫唑嘌呤等也不作为常规推荐的药物。

新的研究显示,N-乙酰半胱氨酸和吡非尼酮可以延缓肺纤维化肺功能的下降,减少突发病情加重的次数。对于合并肺动脉高压、胃食管反流者,需要相应针对性的治疗。其他的非药物治疗包括氧疗、肺康复治疗。终末期肺纤维化可考虑肺移植,改善生活质量。另外,如有机会参加新的研究,尝试新药不失为一种更好的选择。

18. 特发性肺纤维化激素治疗有效吗

2000年,美国胸科学会和欧洲呼吸学会颁布的有关特发性肺纤维化诊治共识指出,糖皮质激素是治疗特发性肺纤维化的标准方案。但此后的10余年间发现,从发病机制及相关的研究均无令人信服的证据证明激素有效。因此,目前不推荐激素单药或联合免疫抑制剂治疗特发性肺纤维化。

此外,对于中老年患者,应用激素治疗不但难以获益,反而可能面临诸多不良反应,如使原有合并症(如糖尿病、心脑血管疾病和骨质疏松等)恶化。可见,激素不但不能带来疗效,还可能增加多种不良反应,因此建议只在出现一些特定情况(如急性加重等)时,在医生指导下使用。

19. 如何评估特发性肺纤维化患者的生存预后

总体来说,特发性肺纤维化是慢性疾病,呈现两种过程:一种是缓慢的发展,另外一种是在感染或其他原因的促使下病情急剧恶化。

近年的研究已明确了一些与特发性肺纤维化预后有关的预测指标,如呼吸困难的程度、肺功能弥散指标的下降、六分钟步行试验、血氧饱和度、胸部高分辨率 CT 中病变的范围和严重程度、是否合并肺动脉高压和肺气肿等。对于特发性肺纤维化患者,建议积极配合医生完成病情的评估,从而得到合适的治疗方案,并在治疗的过程中做好自我管理和监测,最大限度地延缓病情的进展。

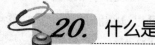

20. 什么是非特异性间质性肺炎

张女士今年 52 岁,一年多前开始咳嗽,没什么痰也不发热,就没当回事。可是,慢慢的,张女士的咳嗽越来越厉害,上楼也有些费力,并且觉得有点胸闷。于是,她去了医院。经过多项检查后,医生告诉张女士,她得的是"非特异性间质性肺炎"。

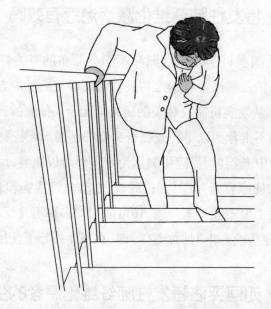

非特异性间质性肺炎(NSIP)既是一个临床诊断,也是一个病理诊断。

(1)临床诊断:"非特异性间质性肺炎"指的是一种疾病的名称。在 20 世纪 90 年代,Katzenstein 等人发现有一组患者在临床表现上与特发性肺纤维化(IPF)相似,但取出这组患者的小块肺组织在显微镜下观察时并没有发现特发性肺纤维化等已知疾病的特征性肺脏改变,因此把这组患者所患的疾病称为非特异性间质性肺炎。非特异性间质性肺炎和特发性肺纤维化一样都属于特发性间质性肺炎（IIP）。所谓"特发性"是指病因不清，其发病率在特发性间质性肺炎中仅次于特发性肺纤维化，居第2位。

（2）病理诊断：把非特异性间质性肺炎患者的肺组织送到病理科进行检查，我们会得到一张诊断为"非特异性间质性肺炎"的病理报告。这里的"非特异性间质性肺炎"是病理诊断，它描述的是一种肺组织结构的改变。病理诊断为非特异性间质性肺炎的患者所患的疾病可以是特发性非特异性间质性肺炎（临床诊断），也可以是其他疾病。

21. 哪些因素可以引起非特异性间质性肺炎

引起非特异性间质性肺炎病理改变的疾病很多，除了病因不清的非特异性间质性肺炎外，很多其他情况，如结缔组织疾病（如红斑狼疮、类风湿关节炎、干燥综合征、多发性肌炎、皮肌炎、硬皮病）、药物肺损伤（胺碘酮等）、有机粉尘吸入等，都可以使肺脏出现非特异性间质性肺炎的病理改变。

22. 非特异性间质性肺炎有哪些临床表现

非特异性间质性肺炎发病以中老年为主，也可发生于儿童，平均年龄49岁，起病隐匿或呈亚急性，女性多见，多为不吸烟者。临床主要表现为渐进性呼吸困难和咳嗽。其他病因引起的非特异性间质性肺炎还可表现出原发疾病的临床特点。

23. 非特异性间质性肺炎如何诊断

出现逐渐加重的呼吸困难和（或）咳嗽要及时就医。胸部高分辨率CT检查和病理检查对诊断非特异性间质性肺炎非常重要，同时应结合肺功能检查结果。病理检查需要取出小块肺组织，可以通过支气管镜进行肺活检，必要时也可行胸腔镜或小开胸肺活检。

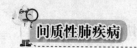

24. 非特异性间质性肺炎如何治疗

对于非特异性间质性肺炎,主要采取糖皮质激素治疗,疗程根据病情而定,达稳定状态后逐渐减量并停药,疗程至少1年。大多数患者治疗后临床症状、影像学和肺功能均有明显改善,部分患者肺部阴影吸收,部分患者病情稳定不变,少数病情继续恶化。晚期是否应加用免疫抑制剂(如环磷酰胺、硫唑嘌呤等)以及疗效如何,尚无定论。

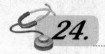

25. 非特异性间质性肺炎的预后如何,如何评估

与特发性肺纤维化相比,非特异性间质性肺炎的预后较好。治疗效果与病期有密切关系。细胞型处于疾病早期,疗效理想;混合型疗效次之;纤维化型已进入晚期,对治疗已无反应,疗效差。评估疗效除根据患者的自觉症状和活动耐量改善情况外,胸部影像学检查和肺功能检查是重要的客观指标。

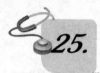

26. 什么是闭塞性细支气管炎伴机化性肺炎、机化性肺炎和隐源性机化性肺炎

58岁的王先生在一次劳累后出现发热、咽痛、全身酸痛、乏力等不适,他以为是"感冒",就自行购买并口服了感冒药,3天后上述症状有所缓解。谁知,6天后,王先生开始感觉有轻度的干咳、胸部隐痛以及活动后的胸闷、气短,并且越来越明显,甚至连洗澡、买菜、爬楼这样平时轻松应付的活动也感到力不从心。于是,从事护士工作的女儿带他到医院拍了个胸片,结果发现了"双侧的肺炎"。此后近2个月中,王先生辗转于几家医院按"肺炎"采用了多种抗生素的交替治疗,复查X线胸片和CT显示不仅无好转,还有加重。王先生很苦闷,怕自己得了癌症,再次转院。经过进一步询问

王先生的起病特点,综合先前的病史、治疗反应及胸部 CT 的影像特点,医生安排王先生做了气管镜、支气管肺泡灌洗检查、CT 引导肺穿刺病理组织检查、肺功能试验及一系列血液化验检查,最终确诊王先生的病为"隐源性机化性肺炎"。其后,经过规范的口服糖皮质激素治疗后,王先生肺内的病变逐渐吸收,他又能每天自由轻松地晨练了。

闭塞性细支气管炎伴机化性肺炎(BOOP)是一种远端气腔内异常肉芽组织(机化组织)填塞造成的疾病。通俗地说,即正常干净通畅的气腔里"长肉肉"了,且这些"肉肉"主要生长并存在于外周细小的肺泡腔,呈"肉芽状"突入细支气管,造成小气道管腔不同程度的狭窄甚至完全闭塞。由于机化性肺炎为主要病变,闭塞性细支气管炎伴机化性肺炎常被简称为"机化性肺炎"。这种简称一方面更方便交流,另一方面也简单明了地传达了此"肺炎"非彼"肺炎",区别于大家都熟悉的由淋雨、劳累、受凉等原因引起的"感染性肺炎"。

引起机化性肺炎的病因很多,而临床上找不到致病的原因或与之密切相关的疾病的机化性肺炎,我们称之为隐源性机化性肺炎(COP)。由此可见,隐源性机化性肺炎实际上是指无明确病因的机化性肺炎。

27. 哪些因素可以引起机化性肺炎

引起机化性肺炎的原因很多,常见原因包括:各种感染(如细菌、病毒、支原体等的感染),某些药物及免疫抑制剂的使用(如甲氨蝶呤、胺碘酮、博来霉素等),胸部放疗,结缔组织疾病,某些慢性病,以及恶性肿瘤、器官移植等。这些因素均可引起机化性肺炎或类似机化性肺炎的肺部损害。

28. 机化性肺炎有哪些临床表现

机化性肺炎可发生于成年后的任何年龄,以 50~60 岁较多见,男女无明显差异,与吸烟的关系不大。大多数机化性肺炎起病呈亚急性,起病前通常有发热、乏力等流感样症状,常见表现包括发热、干咳、呼吸困难等,伴有周身不适、厌食和体重下降,偶有咳痰、咯血、胸痛、关节痛等。肺部听诊常可听到类似尼龙丝绸撕裂样的"爆裂音",杵状指比较少见。血常规检查见白细胞可正常亦可轻度增加,血沉增快和 C 反应蛋白增加相对较常见。机化性肺炎的常见影像学改变按分布情况通常可分为弥漫和局限两种类型,其中,局限的肿块型病变常因为影像表现难与肺癌鉴别而在明确诊断前就已行外科手术切除。机化性肺炎的肺功能检查可正常或提示轻至中度的限制型通气功能障碍。几乎全部病例均伴有弥散功能障碍,静态低氧血症较为常见,有时低氧血症程度与临床表现不符。

29. 机化性肺炎如何诊断

因部分机化性肺炎的临床及影像表现类似常见的"感染性肺炎",故通常大部分的患者在确诊前均经过了广谱的抗感染,甚至抗真菌、抗结核治疗,但临床无明显好转或影像学提示肺内病变无明显吸收,甚至继续进展。当除外感染相关性疾病后,根据病史特点、临床症状、化验检查、肺功能检查及 CT 影像学等可作出初步诊断,但确定诊断仍需活检病理,如经支气管肺活检、经皮肺穿刺以及外科肺活检等。

30. 机化性肺炎如何治疗

除少部分机化性肺炎有自愈倾向外,大部分机化性肺炎均需治疗,治疗药物首选糖皮质激素(简称激素)。激素治疗的疗程通常需要 6~12 个月。激素减量过快,在减量的过程中疾病容易复发。因此,激素治疗及剂量的调整需要在医生指导下进行。

31. 机化性肺炎的预后如何,如何评估

机化性肺炎预后通常良好。90% 以上患者经糖皮质激素治疗,效果显著,临床症状、肺功能以及影像学表现等均可明显改善。即使激素减量过

程中出现疾病的复发,仍不影响预后。由疾病进行性进展引起死亡者较少见。预后不良通常见于起病即引起迅速进展的呼吸衰竭、间质广泛纤维化、蜂窝肺以及合并其他疾病等。

32. 什么是急性间质性肺炎

简单地说,急性间质性肺炎(AIP)就是肺部的急性纤维化。不同于普通的肺炎,AIP的病变主要累及肺间质,属于间质性肺炎的一种。这种酷似急性呼吸窘迫综合征(ARDS)的变化使氧气很难从肺弥散到血液中,导致患者感到气短。它来势凶猛,患者很快出现呼吸功能衰竭,绝大多数患者需要住院或者气管插管治疗。虽然,AIP在所有的间质性肺疾病中相对罕见,但其病情十分凶险,死率最高,需要引起广大患者及家属的重视。

33. 急性间质性肺炎有哪些临床表现

高先生今年47岁,平日里身体很好。2年前的秋天,他突然咳嗽、发热,觉得浑身没劲,自以为是感冒了,吃了点感冒药。但第3天,他觉得自己咳得更厉害了,胸口疼不说,还经常感觉上不来气,就到附近诊所打了1天点滴。可是不但没退热,憋气还越来越重,他感觉胸口好像压了一块大石头。高先生家人眼看着他吸气越来越费力,嘴唇也有些发紫,就叫救护车把他转到了大医院。来到医院后,医生对他进行了一系列检查,拍片子、抽血,还吸上了氧气。可情况并不乐观,高先生很快住进了重症监护病房。为了缓解他的缺氧,医生决定对他进行气管插管上有创呼吸机抢救。

这就是来势凶猛的急性间质性肺炎,50%的患者起病并无特点,初期可以有类似感冒的表现,但一般的感冒药和抗生素治疗都没有效果。患者很快就会感觉到胸闷,上不来气。这个时候患者往往就需要立即来医院就诊了,因为急性间质性肺炎会迅速引起患者极度缺氧,通常必须行气管插管才能改善身体的缺氧。

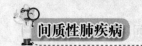

34. 急性间质性肺炎与急性呼吸窘迫综合征有区别吗

有区别。临床角度讲,急性间质性肺炎可以等同于病因不明的急性呼吸窘迫综合征,也就是说急性间质性肺炎只见于既往无肺部疾患、缺乏明确的病因和全身损伤诱因的患者。急性呼吸窘迫综合征多有原发病和明确的诱因,如感染、外伤等。从微观的组织病理学上讲,急性间质性肺炎属于弥漫性肺泡损伤的一种,其区别于其他弥漫性肺泡损伤的特点是肺间质纤维化的改变可能更为显著。从对糖皮质激素治疗的反应性上看,急性间质性肺炎早期短暂应用大剂量激素可能有效,但急性呼吸窘迫综合征对糖皮质激素的治疗多没有反应。

35. 急性间质性肺炎如何确诊

急性间质性肺炎没有特异性的诊断标准,需要结合病史、临床表现,密切观察,仔细甄别。从开始有临床症状到出现呼吸衰竭,其病情发展迅速,因此一旦出现症状应马上就医。但大多数患者疾病初期的症状和普通肺炎非常类似,缺乏特异性,甚至很多专科医生也难以鉴别。因此,难以确定发病原因、病情进展迅速,尤其是发病初期即呈现双肺弥漫性病变的患者,应及时到有呼吸专科并能提供呼吸重症监护和支持的医院就诊,或请呼吸专科医生会诊,尽早明确病情,尽早处理。

36. 急性间质性肺炎如何治疗

由于目前医学界对急性间质性肺炎的病因和发病机制知之甚少,本病并没有特异性的治疗手段。但是由于急性间质性肺炎具有潜在的逆转可能,因此若早期得到及时、正确的干预和救治,个别患者有可能完全康复或仅在肺部留有少许条索状阴影。

急性间质性肺炎的治疗以糖皮质激素为主,疗程较长。对于激素治疗效果差或减药后复发的患者,可以加用细胞毒药物,如环磷酰胺和长春新碱。但单纯药物治疗是远远不够的,迅速恶化的呼吸功能往往是最主要的致命因素。因此,如果出现严重的呼吸衰竭,应根据病情及时作出判断,及时选择无创呼吸机、有创呼吸机,甚至体外膜式氧合(ECMO,即"人工肺")来维持基本的呼吸功能,为治疗急性间质性肺炎争取宝贵的时间,以挽救危重患者生命。

37. 急性间质性肺炎的预后如何

急性间质性肺炎的病死率极高,预后差,其平均病死率在78%(60%~100%),一旦发病,其平均存活期仅为33天。即便经过积极抢救,部分患者能暂时脱离危险,但大多数患者将在未来的数年内死于急性呼吸衰竭和右心功能衰竭。因此,无论对于患者还是患者家属,一方面应及时到呼吸专科诊疗中心就诊,另一方面,如经充分治疗,患者仍持续处于危重状态,则预后不佳。

38. 什么是淋巴细胞性间质性肺炎

淋巴细胞性间质性肺炎(LIP)是一个临床病理学术语。在历史上,淋巴细胞性间质性肺炎曾被认为是一种癌前病变,常进展为淋巴瘤,因此把它从间质性肺炎大家族中划出,归为淋巴增生性疾病。后来,免疫组化和分子学分析显示,那些"进展"为淋巴瘤的病例可能一开始就是淋巴瘤。虽然淋巴细胞性间质性肺炎有可能进展为恶性肿瘤,但极少见。目前认为,淋巴细胞性间质性肺炎是一种反应性肺淋巴组织增生,是间质性肺炎的一种。

39. 哪些因素可以引起淋巴细胞性间质性肺炎

淋巴细胞性间质性肺炎的确切病因还不清楚。可能与病毒感染、自身免疫性疾病、免疫缺陷有关,也有军团菌、支原体、衣原体和鸟-胞内分枝杆菌感染合并淋巴细胞性间质性肺炎的报道。特发性淋巴细胞性间质性肺炎非常罕见。

 ## 40. 淋巴细胞性间质性肺炎有哪些临床表现

淋巴细胞性间质性肺炎成年女性多见,起病缓慢,表现为进行性干咳、呼吸困难,可有发热、盗汗、消瘦,偶有咯血、胸痛、关节痛,一些患者无症状。体检可在双肺底听到爆裂音。杵状指(趾)及外周淋巴结肿大或肝脾大在儿童患者中多见。影像学检查可见:病变主要集中在肺淋巴组织分布区,如支气管血管周围、小叶中央、间隔、胸膜,形成磨玻璃影、小叶中央结节等,双侧分布多见。薄壁囊腔是最独特的影像表现,薄壁空洞和小叶中央结节可为临床诊断提供非常重要的线索。

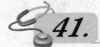 ## 41. 淋巴细胞性间质性肺炎如何诊断和治疗

淋巴细胞性间质性肺炎的确诊有赖于外科肺活检。病理科医生在显微镜下观察可见弥漫性肺间质淋巴细胞浸润,常可见淋巴滤泡,支气管周围病变轻微。

淋巴细胞性间质性肺炎的治疗主要依赖糖皮质激素或联合免疫抑制剂。

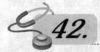 ## 42. 淋巴细胞性间质性肺炎的预后如何

淋巴细胞性间质性肺炎的病程个体差异很大,一些患者治疗反应好,可完全持续缓解;一些患者在进展至肺纤维化以前病情可稳定数月至数年;另一些患者可在数月内死于肺部疾病;也有淋巴细胞性间质性肺炎自发缓解的报道。淋巴细胞性间质性肺炎患者诊断后5年内病死率为33%~50%,近5%患者发展为低度恶性淋巴瘤。

43. 什么是呼吸性细支气管炎伴间质性肺疾病

李先生今年 45 岁,是一名专职司机。近来他感觉气短、咳嗽,上楼时呼吸困难更为明显。起初他以为患上了"支气管炎",未予重视,没想到病情逐渐加重。于是他到医院就诊,经过医生的询问,李先生道出自己从 18 岁起,每天吸烟大约 2 包。医生建议他拍胸部高分辨率 CT,做肺功能和支气管镜检查。根据李先生的病史和辅助检查结果,医生作出了"呼吸性细支气管炎伴间质性肺疾病(RBILD)"的诊断。

呼吸性细支气管炎在吸烟者中普遍存在。显微镜下能够观察到吸烟者肺内大量吞噬烟尘颗粒的巨噬细胞聚集在呼吸性细支气管腔内。部分吸烟者的临床症状较重,胸部高分辨率 CT 提示细支气管炎和肺间质改变,称为呼吸性细支气管炎伴间质性肺疾病。1987 年首次报道了 6 例呼吸性细支气管炎伴间质性肺疾病病例,2002 年其被列为特发性间质性肺炎的一种类型。

呼吸性细支气管炎伴间质性肺疾病患者的肺脏既有细支气管炎,也有间质性肺炎。显微镜下可见肺组织的病灶呈片状分布,呼吸性细支气管及其周围气腔内含有大量吞噬烟尘颗粒的巨噬细胞,有明显的呼吸性细支气管炎和肺泡间隔增宽,通常没有纤维化和蜂窝肺。

44. 呼吸性细支气管炎伴间质性肺疾病有哪些临床表现

本病的呼吸系统临床表现通常缺乏特异性,表现为干咳、进行性呼吸困难,活动时加重,通常没有发热、咯血和体重减轻,从症状上难以与其他疾病区分。就像李先生一样,患者常误以为自己得了支气管炎,如果不找专科医生进行检查,疾病就难以得到正确的诊断。

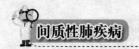

45. 呼吸性细支气管炎伴间质性肺疾病如何诊断

吸烟是患病的罪魁祸首,特别是大量吸烟危害尤其显著。绝大多数呼吸性细支气管炎伴间质性肺疾病患者都有吸烟史,吸烟量多在30包年以上(每日吸烟包数 × 吸烟年数)。患者临床表现为干咳、呼吸困难,活动时加重。支气管镜检查,显微镜下可以发现支气管肺泡灌洗液中巨噬细胞吞噬了大量的烟尘颗粒。胸部高分辨率 CT 对诊断具有重要的诊断价值,表现为弥漫分布的支气管管壁增厚、小叶中心性结节影或弥漫性磨玻璃影。在排除其他可能疾病,如尘肺、过敏性肺炎、药物性肺损伤、肺泡出血等后,可考虑诊断本病。为了进一步确诊,有些患者还需要进行外科肺活检,作出组织病理学诊断。

46. 呼吸性细支气管炎伴间质性肺疾病如何治疗,其预后如何

戒烟是首要的治疗措施。戒烟后,多数患者的病情可得到不同程度的改善,胸部高分辨率 CT 的磨玻璃影和小叶中心性结节减轻或消失。上述病例中的李先生依据医生的建议,立即戒烟,气短和咳嗽症状逐渐减轻。半年后复查时,胸部高分辨率 CT 显示肺部病变有所减轻,肺功能指标也有所恢复。肺功能明显受损和病情进展的患者,需要接受糖皮质激素治疗,病情大多能够控制,胸部影像和肺功能指标改善。疗程视疗效而定,病情改善或稳定后可以减量、维持用药或停药。

多数患者预后良好。少数患者在戒烟和应用糖皮质激素后,症状和肺功能仍然可能加重。

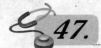

47. 什么是脱屑性间质性肺炎

脱屑性间质性肺炎(DIP)是吸烟相关性间质性肺炎的一种慢性肺疾

病,发病与吸烟密切相关。其组织病理表现为肺巨噬细胞弥漫均匀分布在肺泡腔。肺泡腔内聚集的巨噬细胞曾经被误认为是脱落的肺泡上皮细胞,"脱屑性"间质性肺炎因此得名。

48. 脱屑性间质性肺炎有哪些临床表现

脱屑性间质性肺炎呈亚急性或慢性起病,大多数患者因为感到活动性呼吸困难和咳嗽就医,一部分患者伴有胸痛和体重减轻。胸膜病变和自发性气胸较为少见。重症患者可以出现呼吸衰竭。肺部查体,双肺底多可闻及吸气相爆裂音。半数患者可见杵状指(趾)。

49. 脱屑性间质性肺炎如何诊断

吸烟、具有职业或环境暴露因素者若有活动性呼吸困难或干咳等症状,肺功能检查提示限制性通气功能障碍和(或)弥散障碍,胸部高分辨率CT表现为弥漫的磨玻璃影和网格影,重者可见蜂窝肺伴或不伴牵拉性支气管扩张,可能提示脱屑性间质性肺炎。采取外科胸腔镜或开胸肺活检取得肺组织进行病理学检查,方可确定诊断。

50. 脱屑性间质性肺炎如何治疗,其预后如何

戒烟有助于病情缓解,大多数患者需要接受糖皮质激素治疗,特别是症状显著、肺功能障碍者。

本病 5 年和 10 年生存率分别为 95% 和 70%。病情会缓慢进展,少数患者预后较差。病情恶化、预后较差的患者多发生于继续吸烟或被动吸烟者。因此,脱屑性间质性肺炎的患者应避免烟草暴露(包括吸烟或被动吸烟)。

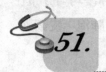

51. 什么是肺纤维化合并肺气肿,可有哪些临床表现

肺纤维化合并肺气肿(CPFE)是一种吸烟相关性间质性肺疾病,属于肺纤维化的一种特殊表型。其胸部影像表现为双上叶肺气肿和双下叶肺纤维化,其中特发性肺纤维化合并肺气肿较为常见。患者通常表现为进行性气短和呼吸困难,活动后加重,伴有干咳。严重的患者可以出现安静状态下呼吸急促,夜间不能平卧,双下肢水肿等表现。

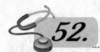

52. 肺纤维化合并肺气肿如何诊断

吸烟者胸部高分辨率 CT 发现双上肺叶气肿征,双中下肺叶小叶间隔增厚、网格影,甚至蜂窝肺,伴或不伴牵拉性支气管扩张时,考虑诊断为肺纤维化合并肺气肿。患者的肺功能有较为特殊的表现,肺容积通常保持在正常范围,但是弥散量明显下降,存在严重的气体交换障碍。容易合并肺动脉高压,出现低氧血症。

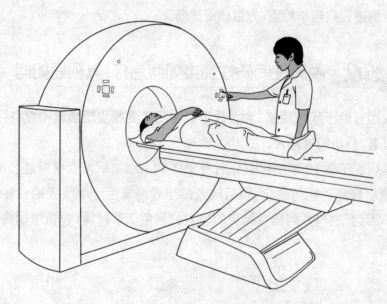

53. 肺纤维化合并肺气肿如何治疗

（1）存在低氧血症的患者需要家庭氧疗,将经皮血氧饱和度维持在 90% 以上,每天吸氧时间大于 15 小时。重症患者甚至需要 24 小时吸氧。

（2）针对导致肺纤维化的不同病因,给予相应的治疗,如过敏性肺炎,避免接触暴露因素,口服糖皮质激素和（或）免疫抑制剂;对于特发性肺纤维化,可口服高剂量的 N- 乙酰半胱氨酸、吡非尼酮;对于处于病情进展期的患者,可以考虑联合低剂量的糖皮质激素和硫唑嘌呤。

（3）止咳、祛痰、平喘对症治疗。

（4）对于合并肺动脉高压的患者,可给予降肺动脉压和抗心力衰竭治疗。

54. 肺纤维化合并肺气肿的预后如何

患者通常有显著的气体交换障碍,容易出现呼吸衰竭,以及合并肺动脉高压,比单独罹患肺纤维化或肺气肿预后差。特发性肺纤维化合并肺气肿,继发肺动脉高压的患者,1 年生存率为 60%。

55. 什么是结缔组织疾病

顾名思义,结缔组织疾病是人体结缔组织发生的疾病。人体由四大组织组成,即上皮组织、肌肉组织、神经组织和结缔组织。其中结缔组织分布范围很广,包括真皮层、血管、淋巴管、骨和血液等,具有连接、支持、营养、保护等多种功能。结缔组织疾病可侵犯全身多个系统,由多种疾病组成。这类疾病还可侵犯肌肉组织、神经组织等。目前也有人把"结缔组织疾病"称为"风湿病"。

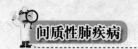

56. 什么是结缔组织疾病相关性间质性肺疾病

结缔组织疾病相关性间质性肺疾病是指结缔组织疾病患者由于体内产生大量针对自身的抗体和免疫复合物,导致包括肺泡、小气道、血管及其周围起连接、支持、营养、保护等多种功能的肺间质发生炎症反应,从而引起咳嗽、呼吸困难等症状。

57. 结缔组织疾病相关性间质性肺疾病有哪些特点

(1)结缔组织疾病本身引起的临床症状:根据病变受累部位的不同,症状可能有些差异,但大部分患者有乏力、皮疹、关节疼痛或僵硬、口腔溃疡和脱发等,还有些患者可以出现发热、肌肉酸痛等症状,化验可有相关自身抗体阳性。

(2)呼吸系统症状:包括咳嗽、气短等,一般有肺功能和胸部影像学的异常。

58. 哪些结缔组织疾病容易引起间质性肺疾病

几乎所有的结缔组织疾病均可以引起间质性肺疾病,尤其是类风湿关节炎、系统性硬化症、多发性肌炎、皮肌炎、干燥综合征。因此,患者除了注意咳嗽、呼吸困难等呼吸系统症状外,还应注意胸部高分辨率CT和肺功能的检查。

59. 结缔组织疾病相关性间质性肺疾病如何诊断

当患者出现长期发热、关节及肌肉胀痛、皮疹、脱发或口腔溃疡时,应尽快去医院检查,以确定是否发生了结缔组织疾病。一旦确诊为结缔组织疾病,患者需警惕是否合并有结缔组织疾病相关性间质性肺疾病,特别是出现咳嗽、胸闷、活动后气短等症状时,应及时到医院检查,内容包括结缔组织疾病相关的血液化验、胸部高分辨率 CT 及肺功能检查。这些检查一般可以确定是否存在结缔组织疾病相关性间质性肺疾病。有些患者需要做气管镜,甚至肺组织活检来确定疾病的类型。

60. 结缔组织疾病相关性间质性肺疾病如何治疗

结缔组织疾病相关性间质性肺疾病的治疗,原则上同结缔组织疾病。一般以肾上腺糖皮质激素(如泼尼松、醋酸泼尼松龙、甲基强的松龙等)及免疫抑制剂(如环磷酰胺、硫唑嘌呤等)为主。大部分患者治疗有效,但根治有时有一定困难,小部分患者病情可呈进行性进展或由于病情严重而发生呼吸衰竭导致死亡。因此。患者要在医生的指导下坚持用药,在生活中注意预防感冒,及时治疗呼吸道急性感染。在上述药物治疗同时,一些患者也可以结合中医辨证治疗,以提高效果。

61. 结缔组织疾病相关性间质性肺疾病的预后如何

结缔组织疾病相关性间质性肺疾病对人类健康的危害很大,尤其是有结缔组织疾病的患者,出现发热、咳嗽或者气短的时候要及时到医院检查,早发现、早治疗。通过规律治疗,大部分患者的呼吸功能是能够得到改善或者维持相对稳定,小部分患者病情可呈进行性进展或由于病情严重而发生呼吸衰竭导致死亡。

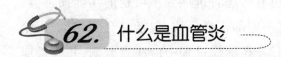

62. 什么是血管炎

当出现不明原因发热、乏力、体重下降,特别是身体多个部位出现异常时,应警惕是否患了"血管炎"。

血管炎属于一类少见疾病,包括15种疾病。之所以称之为血管炎是因为这组疾病都侵犯血管,包括动脉(将血液运离心脏的血管)、静脉(将血液从外周运回心脏的血管)和毛细血管(动脉和静脉之间很细的血管网)。

血管炎是一种自身免疫性疾病,其病因尚不清楚。所谓自身免疫性疾病是指机体误将自己的细胞当做入侵者,发生一种自己攻击自己的过程。炎症反应使得血管壁增厚、管腔狭窄,也可以使血管壁变薄,在压力的作用下,薄弱的血管壁可以向外膨出形成动脉瘤,一旦破裂会导致大量失血,甚至危及生命。

血管炎可以发生在全身任何有血管分布的地方,部位不同、严重程度不同,所表现出的症状和体征不同。血管炎容易侵犯的器官包括皮肤、关节、肺脏、肾脏、消化道、眼睛等。除了因侵犯不同器官而表现出的症状外,血管炎患者多有乏力、发热、食欲下降、体重下降和疼痛等表现。

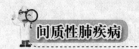

63. 血管炎如何诊治

对血管炎患者来说,早期诊断才有可能给予及时、有效的治疗,从而避免发展成为不可逆的器官功能损害。血管炎的诊断是根据临床表现和检查结果确立的,实验室检查包括血液检查和尿液检查等,影像学检查包括胸部、鼻窦X线检查和CT检查等。病理检查对血管炎诊断十分重要,根据器官受累及情况可以进行肾脏活检、肺脏活检等。

血管炎的治疗目的是抑制异常的炎症反应、缓解临床症状,防治器官功能障碍。激素和免疫抑制剂是血管炎治疗的常用药物,采用标准治疗可大大降低血管炎患者的死亡率,提高患者的生活质量。但是对药物的反应因人而异,有些患者可很快进入临床缓解阶段;有些患者处于疾病的慢性状态或缓解后复发;也有些患者进展到不可逆的功能损害,甚至死亡。激素和免疫抑制剂有一定的不良反应,包括易合并感染、血糖升高、骨质疏松、脂肪重新分布等,在治疗过程中应注意监测,并应长期随诊。

64. 血管炎与间质性肺疾病的关系是怎样的

血管炎,特别是一组小血管炎,主要包括肉芽肿性多血管炎、嗜酸细胞性肉芽肿性多血管炎(也称为 Churg-Strauss 综合征)和显微镜下多血管炎,常累及肺脏。在这类血管炎患者的体内常能检测出一种叫做抗中性粒细胞胞浆抗体(ANCA)的物质,因此这组血管炎也叫做 ANCA 相关性血管炎。这类患者的呼吸系统症状常表现为咳嗽、呼吸困难和咯血等,胸部影像学表现多为肺实变影、磨玻璃影等类似间质性肺炎的表现,有些患者也表现为空洞样改变。当发现肺部有间质性肺炎改变时,应注意是否是由于血管炎引起。

65. 血管炎相关的间质性肺疾病如何诊治,预后如何

血管炎相关的间质性肺疾病的诊断和治疗原则与血管炎一样,咯血患者应注意防治失血和窒息,同时应注意防治肺部感染。本病的预后因人而异。长期随访、监测疗效及药物不良反应、防治疾病复发是非常重要的。

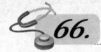

66. 什么是吸烟相关性间质性肺疾病

间质性肺疾病是以进行性加重的呼吸困难为主要临床表现的一组弥漫性肺疾病的总称,包括 200 多种病因各不相同的疾病。其中,与吸烟密切相关的纤维化性肺疾病称为吸烟相关性间质性肺疾病,包括呼吸性细支气管炎伴间质性肺疾病、脱屑性间质性肺炎、肺朗格汉斯细胞组织细胞增生症,以及肺纤维化合并肺气肿。

众所周知,吸烟是威胁人类健康的"隐形杀手"。世界卫生组织公布的数据显示,卷烟的烟雾中含有 5000 多种化合物,对人体的危害是多方面

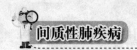

的,与呼吸系统的关系最为密切。吸烟不仅能够引起肺癌和慢性阻塞性肺疾病,还能够导致肺纤维化。

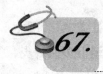
67. 吸烟相关性间质性肺疾病患者必须戒烟吗

戒烟是治疗吸烟相关性间质性肺疾病的首要治疗措施,戒烟后一部分患者的病情可得到缓解或保持稳定,胸部影像和肺功能得到改善,特别是呼吸性细支气管炎伴间质性肺疾病、脱屑性间质性肺炎和肺朗格汉斯细胞组织细胞增生症患者。

68. 吸烟相关性间质性肺疾病的预后如何

大多数呼吸性细支气管炎伴间质性肺疾病患者预后良好,少数患者在戒烟和应用糖皮质激素后,症状和肺功能仍然可能恶化。脱屑性间质性肺炎的预后较好,5 年和 10 年生存率分别为 95% 和 70%,通常病情缓慢进展,急性加重的病例少见,只有少数患者发展为呼吸衰竭,甚至死亡。肺朗格汉斯细胞组织细胞增生症有自然缓解倾向,75% 患者在戒烟后 6~24 个月病情稳定或好转,少数患者病情进展。肺纤维化合并肺气肿患者肺部病变通常不可逆,病情逐渐恶化,容易合并肺动脉高压,发生呼吸衰竭。

69. 什么是过敏性肺炎

随着生活条件的改善,各种可爱的宠物也进入了人们的生活,聪明乖巧的猫狗、脆鸣的鹦鹉、翱翔的鸽子……让人们想不到的是,这些宠物在带给人们快乐的同时,可能也会导致人们的肺部疾病。

50 多岁的谭阿姨家中饲养鸽子 10 来年了。近 1 年来,她老感觉气短。开始时,谭阿姨未太在意。2 个月前,她感觉气短加重,尤其活动后明显,偶尔伴咳嗽,在当地医院拍了一个肺部CT,医生告诉她患了"间质性肺炎"。后来,经过进一步的检查化验,谭阿姨最终被诊断为"过敏性肺炎"。

过敏性肺炎又称为外源性过敏性肺泡炎,是因吸入各种物质,通常是有机物或低分子化学物质后,机体对这些外来物质产生免疫性反应,导致肺部损伤,这种损伤累及肺间质后就会出现间质性肺炎的改变。

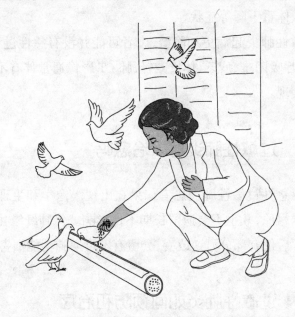

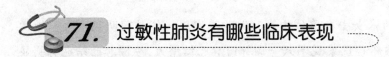

70. 哪些人容易发生过敏性肺炎

此病与外来有机物吸入(医学称为暴露因素)有关,这种有机物可能是鸟类、猫狗等宠物皮毛蛋白,也可能是发霉的物质如干草、甘蔗、蘑菇、受污染的空调加湿器内隐藏的真菌,接触暴露因素多的人容易发病。因此,此病曾被称为"宠物鸟肺"、"饲鸽者肺"、"农民肺"、"蘑菇工人肺"、"空调肺"等。

71. 过敏性肺炎有哪些临床表现

过敏性肺炎可以分为急性、亚急性或慢性。

典型的急性过敏性肺炎表现为接触暴露因素后 2~9 小时出现短暂的发热、低氧、肌痛、关节疼痛、呼吸困难、咳嗽等症状,不经治疗可在 12~72 小时内缓解,特别是在接触暴露程度较强、持续时间较长,患者还可出现呼吸急促、肺基底部啰音,偶有发绀。

反复接触暴露因素可表现为亚急性或疾病间歇出现,表现为咳嗽、呼吸困难、疲乏、体重下降等症状。

慢性过敏性肺炎起病更加隐匿,患者可能并没有急性过程,但有逐渐出现的咳嗽、呼吸困难、疲乏、体重减轻,肺 CT 影像通常伴有不同程度的肺间质纤维化表现。

72. 过敏性肺炎可以治愈吗

急性或亚急性过敏性肺炎患者如果在出现影像学和生理学永久性改变之前脱离暴露原,几乎不会遗留长期不良影响。伴肺纤维化的慢性患者脱离暴露因素后仅有部分可逆改变,会留有不可逆肺功能损害。

73. 过敏性肺炎如何预防和治疗

脱离暴露因素是最重要的预防和治疗方法,脱离暴露原后就足以去除症状及生理功能的异常。使用防护设备,减少微生物污染家庭或工作环境;清除多余的水分,降低空气湿度,修复水损坏的材料;定期清理加湿器、通风和空调设备。这些措施都有助于减少霉菌和其他微生物的定植,这些定植可能易致过敏。糖皮质激素适用于症状较重的病例。

74. 什么是结节病

50 多岁的张女士在单位体检时做胸透发现一侧肺门明显增大。她便去医院做了胸部 CT,发现不只一侧肺门淋巴结增大,纵隔淋巴结也有明显增大,形似"一个个小土豆"。同时,张女士还经常感到乏力及轻度的食欲下降。她在当地医院做了全身PET检查,但没能完全排除是否为恶性肿瘤。张女士灰心了,心理压力也越来越大。后来,家人陪她来到北京的一家大医院。综合张女士的临床症状、化验检查以及胸部CT,医生征得张女士的同意,为她做了纵隔镜活检病理检查,术后病理证实为结节病,彻底排除了肿瘤。确诊后的张女士接受了规范的口服糖皮质激素治疗,2个月后,病变淋巴结基本回缩至正常,乏力、食欲减退等症状明显改善,服药期间无特殊不适。张女士精神状态也越来越好,生活积极向上,还"现身说法",为身边的病友宣传科普知识,树立战胜疾病的信心。

结节病是一种原因不明的、以肉芽肿为基本病理特征的良性系统性疾病,自1877年由英国医生Hutchinson首次报道以来,世界各地均有发现。本病常侵犯肺、双侧肺门及纵隔淋巴结,临床上90%以上的患者有肺部改变,其次为皮肤和眼的病变,浅表淋巴结、肝、脾、肾、骨髓、神经系统、心脏等几乎全身每个器官都可累及发病。

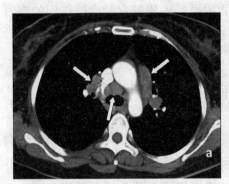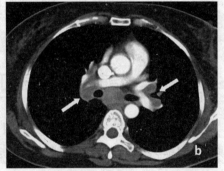

结节病的CT影像学表现可见纵隔(a)及肺门(b)多发淋巴结肿大(图中白箭头所指)

75. 结节病有哪些临床表现

结节病多见于青、中年人,以20~45岁占多数,儿童及老年人也有发病。一般来说,男女差别不大,但也有报道称女性稍多。结节病的临床表现多种多样,可以无明显临床症状,也可以有发热、胸痛、咳嗽、咳痰和(或)其他器官受累及出现相应的临床症状。部分结节病患者活动期可出现外周血淋巴细胞减少,或全血细胞减少,血沉多增快,2%~10%合并有高钙血症和高尿钙。75%~90%结节病患者的X线胸片显示合并胸部淋巴结肿大，典型的表现为双侧肺门及纵隔对称性的淋巴结肿大，可伴有肺内网状、结节状或片状阴影。若于活动期行支气管镜检查，支气管肺泡灌洗液通常提示淋巴细胞比例增高。病理检查则提示为肉芽肿改变，但无干酪样坏死。

76. 结节病如何诊断和治疗

结节病的诊断需结合临床表现、影像学、血清生化及免疫学指标、支气管肺泡灌洗液以及病理等综合分析。

结节病有自愈倾向，早期或轻症结节病无需特殊治疗。进展期结节病或合并全身其他脏器病变时需干预治疗。治疗药物首选糖皮质激素，激素的用法、用量及服药时间应根据患者具体情况具体分析，即所谓的"个体化治疗"。对于部分难治性结节病或不能耐受糖皮质激素治疗副作用的患者可考虑加用免疫抑制剂，如环磷酰胺、硫唑嘌呤、甲氨蝶呤等药物。

77. 结节病的预后如何

结节病是一种自限性疾病，有自然缓解的趋势，大多预后良好。进展期结节病经激素或免疫抑制剂治疗后多数预后亦较好。仅少数病例呈进行性进展，晚期可呈现多器官受累和功能衰竭或合并心律失常等恶性并发症，预后不佳。

78. 什么是淋巴管平滑肌瘤病

30岁的小王是一位2岁孩子的母亲。最近，她感觉上楼时气短、呼吸费力，而且越来越严重。她到医院就诊，医生建议拍胸部高分辨率CT，结果显示双肺弥漫囊腔病灶，肺功能指标也有所下降。小王住院后，进行了外科胸腔镜肺活检，确诊为"淋巴管平滑肌瘤病"。

淋巴管平滑肌瘤病（LAM）是一种多系统疾病，以慢性进展的双肺弥漫性囊性病变为主要特征，这种疾病较为少见。

淋巴管平滑肌瘤病主要在育龄期女性发病，平均诊断年龄约为40岁。文献中仅有男性发病的个案报道。

79. 淋巴管平滑肌瘤病有哪些临床表现

淋巴管平滑肌瘤病通常起病隐匿，早期表现为劳动耐力下降，随着疾病进展，呼吸困难逐渐明显并进行性加重。常见的呼吸道症状包括自发性气胸、乳糜胸、呼吸困难、咯血和胸痛等。患者还有肺外器官受累的表现，如腹胀、腹痛、乳糜腹水等。

80. 淋巴管平滑肌瘤病如何诊断

育龄女性患者出现呼吸困难、劳动耐力下降，发生气胸或乳糜胸，或胸部影像示双肺弥漫性囊性病变时，应高度怀疑淋巴管平滑肌瘤病。胸部高分辨率CT对诊断具有重要的价值，诊断时需要与肺气肿、淋巴细胞性间质性肺炎、肺朗格汉斯细胞组织细胞增生症相鉴别。除了肺脏，还要注意检查腹腔和盆腔器官受累的情况。如果仅有双肺弥漫性囊性改变而缺乏其他证据，医生通常会根据病情，建议患者进行经支气管肺活检，有必要时需要外科肺活检取得肺组织病理，才能确定诊断。

81. 淋巴管平滑肌瘤病如何治疗

重症患者出现低氧血症，应该在医生的指导下进行家庭氧疗。患者应避免服用含有雌激素的药物和食物。部分患者在妊娠期呼吸困难加重，肺部并发症发生率高，因此建议患者尽量避免妊娠，具体应结合患者本人意愿和病情，由医生作出个体化建议。

临床试验证实，西罗莫司（雷帕霉素）能够延缓患者肺功能的降低，在一定程度上控制病情进展。抗雌激素治疗包括孕激素、促性腺激素释放激素的类似物（曲普瑞林）、他莫昔芬、卵巢放射治疗和卵巢切除等，均无确切的疗效。

淋巴管平滑肌瘤病最为常见的并发症包括气胸、乳糜胸和肾血管肌脂瘤。若反复发生气胸，应考虑胸膜粘连术。乳糜胸可以采用手术治疗，术前应该充分评估患者的淋巴循环，明确渗漏部位。直径超过 4 厘米的血管肌脂瘤可以考虑栓塞或手术治疗。

病情较重的患者应该考虑肺移植。欧洲报道肺移植后 1 年和 3 年生存率分别为 79% 和 73%。

82. 什么是肺朗格汉斯细胞组织细胞增生症

小张是一位大学生，平时喜欢体育运动。一天，在打篮球时，他突然觉得呼吸困难、胸痛。朋友们立即把他送到医院的急诊就诊。医生给小张拍 X 线胸片后发现其左侧自发性气胸，压缩 60%，双上肺还有多发囊状影。胸外科医生给小张做了胸腔闭式引流术，并且给予吸氧治疗。几天后，小张的气胸消失，左侧肺脏复张。在医生的再三询问下，小张承认吸烟已经 5 年，每天吸烟 1 包。医生给小张拍了胸部高分辨率 CT，发现双上肺多发囊腔影。经外科胸腔镜肺活检诊断为肺朗格汉斯细胞组织细胞增生症。运动时，这些囊腔破裂就导致了气胸的发生。

肺朗格汉斯细胞组织细胞增生症（PLCH）是一类较为少见的肺脏疾病，以朗格汉斯细胞增生浸润为特征，形成双肺多发的细支气管旁间质结节和囊腔，通常在青年人发病，且几乎均为吸烟者，可以反复发生气胸，大多表现为良性和迁延的病程。

83. 哪些人易患肺朗格汉斯细胞组织细胞增生症

肺朗格汉斯细胞组织细胞增生症可以发生在任何年龄。到医院就诊的患者多为 20~40 岁,男性多于女性。在近年的报道中,本病男女发病比例均等,可能反映了女性吸烟者增加。绝大多数患者为吸烟者,特别是重度吸烟的人群,但吸烟史较短者也可以发病。终末期接受肺移植的患者如果继续吸烟,疾病仍可能再发。

84. 肺朗格汉斯细胞组织细胞增生症有哪些临床表现

肺朗格汉斯细胞组织细胞增生症的临床表现差异较大,部分患者没有呼吸道症状,因而容易漏诊,或在病情较重、出现干咳和活动性呼吸困难时才被发现。约 10% 的患者由于胸膜下囊腔破裂导致自发性气胸,可以是本病的首发症状,病程中也可以反复发作气胸。少数患者伴有全身症状,如消瘦、乏力、发热、盗汗和食欲减退,应注意检查是否合并肿瘤。

肺朗格汉斯细胞组织细胞增生症大多数是单系统受累,不足 1/5 的患者有其他器官受累的表现。例如,骨骼受累可引起疼痛;髋关节受累时出现跛行;胸骨受累可表现为胸骨痛;累及下丘脑可引起尿崩症,出现多尿、烦渴;皮肤受累可引起皮疹;浅表淋巴结受累可引起淋巴结肿大;甲状腺受累可引起甲状腺肿大,功能异常;肝脏和脾脏受累可引起腹部不适。应当重视全身的检查,尤其是重要脏器是否同时受累。

85. 肺朗格汉斯细胞组织细胞增生症如何诊断

中青年吸烟者,胸部高分辨率 CT 表现为双侧对称性结节和囊腔影,上中肺野显著,结合支气管肺泡灌洗液中 CD1a 阳性的朗格汉斯细胞大于 5%,可以临床诊断为肺朗格汉斯细胞组织细胞增生症。

对于临床不能诊断的病例,通常需要外科胸腔镜或开胸肺活检,肺脏组织病理显示典型的以细支气管为中心的星状间质性结节和囊腔,肺朗格汉斯细胞 CD1a 和 S-100 染色阳性,即可诊断。

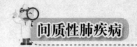

诊断本病的患者,还要注意检查肺外器官受累情况,如髋骨、皮肤、垂体、淋巴结、甲状腺、肝脏和脾脏等。

86. 肺朗格汉斯细胞组织细胞增生症如何治疗

戒烟是首要的治疗措施,多数患者在戒烟后 6~24 个月病情稳定或好转,影像学病变部分或完全消失。少数患者在戒烟后病情仍进展,可以应用糖皮质激素,连续服用 6~12 个月。细胞毒药物如甲氨蝶呤、环磷酰胺等可以用于对激素没有反应的多器官受累患者。上述药物的疗效尚不肯定。伴有呼吸衰竭或肺动脉高压者可以考虑肺移植。

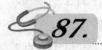

87. 什么是肺泡蛋白沉积症

周先生今年 45 岁,1 个月前出现咳嗽、胸闷,X 线胸片见肺内多发的斑片影,当地医院考虑可能是肺炎,给予了积极的抗感染治疗。然而,规律治疗 10 天后,周先生的咳嗽、胸闷并未改善,复查胸片见肺部阴影也没有任何变化。当地医院的医生意识到周先生可能并不是普通的肺炎,建议其到上级医院就诊。周先生在北京市某三甲医院住院,完善相关检查后,明确诊断为"肺泡蛋白沉积症",给予全肺灌洗后,其胸闷症状明显好转,复查 X 线胸片见肺部阴影基本消失。

肺泡蛋白沉积症是一种非常罕见的肺部疾病,难怪在周先生患病初期会被当地的小医院误诊。那么这究竟是怎样一种疾病呢?

正常人肺泡表面覆盖着表面活性物质,用以维持肺泡的正常形态,避免出现肺泡塌陷。一旦表面活性物质清除出现异常,就会导致肺泡腔里面大量表面活性物质沉积。而肺泡蛋白沉积症就是这样一种由于肺表面活性物质清除障碍,而导致肺泡腔内大量的类磷脂样的物质沉积的疾病,其结果是引起肺的通气、换气出现障碍,进而出现以呼吸困难为主要表现的一系列症状。

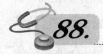

88. 肺泡蛋白沉积症有哪些临床特点

肺泡蛋白沉积症主要表现为呼吸困难,活动后可明显加重。部分患者出现咳嗽、咳痰、胸痛,可伴有乏力、低热等非特异的表现。不过,上述临床表现是呼吸系统疾病的常见症状,均不特异,不能据此作出诊断。近些年,随着健康体检的推广,部分完全没有症状的患者可在体检时无意间发现。

89. 肺泡蛋白沉积症如何诊断

肺泡蛋白沉积症临床表现并不特异,需要借助其他辅助检查方法诊断。支气管镜检查是其中较为常用的一种,患者的支气管镜肺泡灌洗液常呈现出米汤样或者牛奶样的表现。借助病理学特殊染色可进一步明确沉积物的性质以确诊。

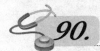

90. 肺泡蛋白沉积症如何治疗

目前,本病治疗的金标准是全肺灌洗,若患者病情较重难以耐受全麻或者病情较为局限,可以予以部分肺段灌洗。部分患者全肺灌洗后会出现病情反复,可再次予以第二、第三次灌洗。对于灌洗治疗效果不佳或者反复复发的患者可加用粒细胞-巨噬细胞集落刺激因子吸入或者皮下注射,也可予以利妥昔单抗(华罗华)免疫抑制治疗。

91. 什么是特发性肺含铁血黄素沉积症

小红今年17岁。花季少女本该是无忧、快乐的,可是小红却忧心忡忡,因为她得了"怪病"。原来小红从小感冒后就咯血,每年都要住院治疗好几次。这两年,她逐渐出现了胸闷、气短症状。最近,小红又住院了。经过详细检查,医生诊断小红患了"特发性肺含铁血黄素沉积症"。

特发性肺含铁血黄素沉积症是一种少见病，于1864年由 Virchow 首先报道，是一类病因尚未明确的间歇性、弥漫性肺泡内出血疾病。它的特点是肺泡毛细血管反复出血，渗入肺泡中的红细胞裂解释放出大量血红蛋白，部分血红蛋白降解后形成铁蛋白微粒。这些铁蛋白微粒聚集在一起，在光学显微镜下形成棕黄色较粗大的折光颗粒，称为含铁血黄素。大量含铁血黄素沉积于肺组织后，可形成肺间质纤维化。

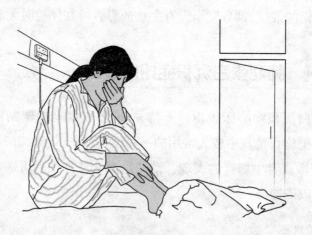

 **92.** 特发性肺含铁血黄素沉积症有哪些临床表现

本病多发生于青少年。小红是比较典型的病例，每次受凉感冒后就会出现咯血、胸闷、气短加重。患者反复咯血，含铁血黄素沉积于肺组织，随着病情逐渐发展，影响肺的换气功能，就会出现呼吸困难、活动量逐渐减低。反复咯血还会导致慢性贫血，出现乏力、倦怠等症状。继发呼吸道感染时还会出现咳黄痰、发热。

93. 特发性肺含铁血黄素沉积症如何诊断

特发性肺含铁血黄素沉积症往往易被误诊、漏诊，其诊断需包括以下几个方面：

（1）临床表现：咯血、呼吸困难、贫血等。

（2）胸部影像学：肺脏多发磨玻璃样影或实变影。

（3）肺泡灌洗液、痰液中有含铁血黄素细胞。

（4）除外诊断：需排除与弥漫性肺泡出血相关的疾病，完善自身免疫相关性抗体等检查，行肺活检等。

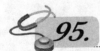

94. 特发性肺含铁血黄素沉积症如何治疗

首先，当患者出现咯血时，应采取侧卧位，保持气道通畅，避免咯血导致窒息。同时，要尽量安慰患者，使患者保持安静，避免紧张，出现胸闷、气短可给予吸氧治疗。

其次，糖皮质激素、免疫抑制剂（环磷酰胺、硫唑嘌呤、甲氨蝶呤等）是目前公认有效的治疗药物。如果上述药物治疗效果不佳，可进行血浆置换治疗。此外还需要对症治疗，如贫血者可酌情予以输血治疗，严重呼吸衰竭者可行呼吸机辅助通气。此外，有个别单肺移植病例报道，但远期疗效都不令人满意。

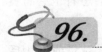

95. 什么是慢性嗜酸粒细胞肺炎

慢性嗜酸粒细胞肺炎是嗜酸粒细胞肺炎的一种，病因不明，缓慢起病，在患者的肺组织中可发现嗜酸粒细胞增多，同时伴有血液的嗜酸粒细胞升高。患者可出现咳嗽、喘息、呼吸困难的症状。

96. 慢性嗜酸粒细胞肺炎有哪些临床表现

慢性嗜酸粒细胞肺炎最常发生于中年女性。与特发性急性嗜酸粒细胞肺炎相比，慢性嗜酸粒细胞肺炎的表现温和了很多。患者可在数周或数月内逐渐出现活动后气短、呼吸费力、咳嗽、发热、盗汗、体重减轻和喘鸣，但也有部分患者病情凶险，进行性加重，迅速进展为严重呼吸衰竭，甚至需要呼吸机帮助呼吸,暂时代替已失去功能的肺脏。

除了有呼吸系统的症状,极少数病例可出现关节痛、皮疹、心包炎或不能解释的心力衰竭。当然,在其他器官出问题时,要注意同嗜酸粒细胞性肉芽肿性多血管炎相鉴别。

97. 慢性嗜酸粒细胞肺炎如何诊断

慢性嗜酸粒细胞肺炎患者症状通常在数周和数月内逐渐显现,有干咳、进行性呼吸困难、气短、呼吸费力,可伴有发热、乏力、盗汗等非特异性的全身表现。

X线胸片的典型表现有双肺外周的类似炎症的阴影,近心脏区域病变轻微。这种外周明显、中心区域接近正常的影像学表现称为“肺水肿反转”或“负性肺水肿”,这是慢性嗜酸粒细胞肺炎特有的胸片表现。

另外,80%患者血嗜酸粒细胞增多,血清 IgE 增高。支气管肺泡灌洗液嗜酸粒细胞 >40%(正常时 <1%)。典型的肺功能为限制性通气功能障碍。

具备以上表现,并且排除肺部或系统感染,即可作出慢性嗜酸粒细胞肺炎的诊断。通常不需要开胸肺活检。

98. 慢性嗜酸粒细胞肺炎如何治疗

慢性嗜酸粒细胞肺炎首选糖皮质激素治疗,并且对激素敏感。在使用糖皮质激素后,患者气短、干咳等症状,嗜酸粒细胞血症,X线胸片或肺 CT 通常可得到迅速和明显改善。即使已经有严重呼吸衰竭的患者也会有良好的疗效。

慢性嗜酸粒细胞的预后是乐观的。一部分患者在激素减量或停用后出现病情的反复,但也不要灰心,复发并不意味着预后不良或治疗失败,对于这样的患者,再次服用糖皮质激素同样可以得到良好的效果。在使用激素时,应遵医嘱调节用量,并监测肝肾功能等化验指标,自行减量或停药会导致病情的进展或反复。另外,患者服用激素后应自我监测血压、血糖等,

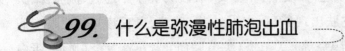

同时服用补钙的药物防治钙流失。最重要的是听从医生的建议和指导。

99. 什么是弥漫性肺泡出血

梁女士1个月前无明显原因出现了咯血,每日2~3口。开始时,她并未在意,也没去就医。近10天,梁女士咯血症状进一步加重,并出现了胸闷、气短的症状。于是,她来到医院就诊,并在医生建议下住院接受治疗。入院后,梁女士拍了胸部CT,并进行了气管镜、肾脏超声、尿液、血液等相关检查。最终,医生诊断梁女士患了抗中性粒细胞胞浆抗体相关性血管炎(也称ANCA相关性血管炎),而咯血是弥漫性肺泡出血导致的。经过治疗,梁女士的病情逐渐有了好转。

弥漫性肺泡出血是由于多种病因导致小的肺血管,如毛细血管、小静脉、小动脉出血,大部分肺泡毛细血管基底膜表面受损的一大类疾病。

100. 哪些病因可以导致弥漫性肺泡出血

导致弥漫性肺泡出血的病因很多,也很复杂,大体可分为伴有毛细血管炎的弥漫性肺泡出血和不伴有毛细血管炎的弥漫性肺泡出血两大类。

伴有毛细血管炎的弥漫性肺泡出血疾病包括:ANCA相关性血管炎(如韦格纳肉芽肿)、系统性坏死性血管炎、肺出血-肾炎综合征、结缔组织疾病、混合性冷球蛋白血症、贝赫切特综合征、过敏性紫癜、寡免疫肾小球肾炎、免疫复合物相关性肾小球肾炎等。

不伴有毛细血管炎的弥漫性肺泡出血疾病包括:特发性含铁血黄色素沉积症、弥漫性肺泡损伤、二尖瓣狭窄、凝血性疾病、肺静脉阻塞性疾病、肺毛细血管多发性血管瘤、肺淋巴瘤平滑肌瘤病、结节性硬化、青霉胺过敏等。

101. 弥漫性肺泡出血有哪些临床表现

咯血是弥漫性肺泡出血最常见的症状(喉及喉部以下的呼吸道任何

部位出血,经口咯出,称为咯血),此外还有咳嗽、呼吸困难、胸痛等。根据病因还可伴有其他不适,如发热、鼻窦炎(表现为鼻子不通气、流脓涕、头痛)、皮肤血管炎(皮肤出现紫斑、皮下结节、破溃、斑丘疹)、炎性眼疾病(角膜炎、巩膜炎、结膜炎等)、关节炎(关节肿痛)、肾小球肾炎(血尿、蛋白尿)等。

102. 弥漫性肺泡出血如何诊断

诊断疾病就像警察破案,需要掌握众多线索、依据,最后才能定案。弥漫性肺泡出血病因很多,因此诊断过程比较复杂,相关检查较多。

首先,对于一个反复咯血患者,医生需行X线胸片和(或)胸部CT检查。根据伴随的不适表现还需要行其他相关影像学检查,如尿液异常者需行肾脏超声,心悸、不能平卧等有心力衰竭表现者需行心脏超声。

其次,要行相关血液检查,包括抗中性粒细胞胞浆抗体(ANCA)、抗核抗体谱、抗肾小球基底膜抗体(抗GBM抗体)、免疫球蛋白、补体等。如上述结果异常,提示韦格纳肉芽肿、结缔组织疾病、肺出血-肾炎综合征、免疫复合物相关性肾小球肾炎等疾病的可能。

此外,根据患者咯血及其他症状,一些有创检查对诊断尤为重要。例如,反复咯血、X线胸片提示弥漫性浸润影的患者需行支气管镜相关检查,这对于特发性含铁血黄色素沉积症的诊断非常重要;反复咯血、血尿、蛋白尿患者需行肾脏或肺活检,这对于肺出血-肾炎综合征诊断很重要。

103. 弥漫性肺泡出血如何处理

首先,患者需要采取侧卧位,保持气道通畅,避免咯血窒息,并且尽量保持安静,避免紧张,必要时给予吸氧。

其次,针对病因治疗,如肺出血-肾炎综合征、韦格纳肉芽肿、结缔组织疾病等,予以糖皮质激素(甲泼尼松龙)、免疫抑制剂(环磷酰胺、硫唑嘌呤)治疗,必要时行血浆置换疗法。

此外,对症治疗同样重要,如贫血者予以输血治疗,肾衰竭者行血液透析等。

104. 什么是药物相关的间质性肺疾病

刘女士今年42岁,在2年前(刘女士40岁时),因为心慌、脾气急躁、体重下降等因素在医院就诊,被确诊为"甲状腺功能亢进(甲亢)"。她在医生指导下服用丙硫氧嘧啶2个月后,上述不适症状消失。之后,刘女士一直定期复查甲状腺功能,检查指标维持在大致正常的范围内。但2个月前,刘女士出现了乏力,伴有咳嗽、痰中带血、发热,最高体温为38.2摄氏度,伴有尿色加深,每天尿量较前无明显变化。刘女士来到医院的肾内科就诊。血液生化检查结果显示血沉增快、血肌酐水平升高;胸部CT提示为双肺阴影。医生建议刘女士住院,接受肾穿刺活检、支气管镜检查以及进一步的化验检查。最终,刘女士被诊断为血管炎,有肺泡出血和肾炎,并考虑与服用丙硫氧嘧啶有关。在医生的建议下,刘女士停用了丙硫氧嘧啶,换为另一治疗甲亢的药物,并加用激素和环磷酰胺。之后,刘女士的症状逐渐消失了。

药物可以治病,但因为不良反应,某些药物也可以导致一些疾病。药物性间质病肺疾病是药物引起的肺部受累中最常见的类型,也是引起继发性间质性肺疾病的重要原因。大部分药物性间质病肺疾病发生在正常剂量使用时,少部分发生在药物过量时;一般以口服和静脉用药多见。本病发生在用药后,大部分在停药后可自行缓解或减轻,少部分即便停药后病情仍在进展;再次用药,会引起本病的反复、进展。

丙硫氧嘧啶是治疗甲亢的常用药物。其最常见不良反应是白细胞减少或肝功能受损,引起药物性肺疾病是这个药的罕见不良反应,在全世界的报道都不是很多。刘女士得的是丙硫氧嘧啶相关性血管炎,这个病在肺内可以引起肺出血、肺纤维化

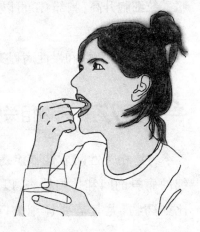

等表现,在肾脏可以引起血尿、肾衰竭等。若不及时发现、诊断,及时停用丙硫氧嘧啶并接受积极的治疗,患者可能出现肾衰竭、呼吸衰竭,甚至引起死亡等严重后果。

105. 哪些药物可以引起间质性肺疾病

（1）抗生素类药物:如两性霉素 B、呋喃妥因等。

（2）抗炎类药物:如阿司匹林、青霉胺等。

（3）治疗心血管疾病的药物:如胺碘酮、他汀类药等。

（4）细胞毒类药物（免疫抑制剂、化疗药物）:如甲氨蝶呤、博来霉素等。

（5）生物制剂:如美罗华、益赛普、吉非替尼等。

（6）其他:如丙硫氧嘧啶、滑石粉等。

106. 药物相关性间质性肺疾病有哪些特点

（1）发生在用药后即刻至数月不等;大部分患者在停药后或加用糖皮质激素后可以自行缓解,少部分患者发生不可逆性肺纤维化。

（2）大部分发生在正常剂量时（如甲氨蝶呤）,少部分发生在剂量过量时（如抗凝药物引起的肺泡出血）,还有部分与累积剂量有关（如博来霉素）。

（3）患者常有发热、皮疹、咳嗽、呼吸困难等表现;部分患者伴有外周血嗜酸粒细胞升高;胸部 CT 可以有多种表现,如弥漫性磨玻璃影、肺内斑片 / 实变影、纤维化等。

（4）以亚急性和慢性病程为主,仅少部分表现为急性病程。

107. 药物相关性间质性肺疾病如何诊断

药物相关性间质性肺疾病的诊断没有金标准。一般,医生要进行详细的病史询问和体格检查,以尽可能发现引起间质性肺病的继发因素,比如药物（尤其需要详细询问用药的种类、剂量、用法,以及用药与肺间质病的关系),结合患者的临床表现、胸部影像学等,除外其他引起间质性肺疾病的原因后可以考虑诊断药物相关性间质性肺疾病。尤其是出现在停药后或停药并且服用糖皮质激素治疗后症状可以减轻、缓解,再次用药后肺部病变再次加重的情况,更能肯定间质病与药物之间的关系。

患者在被医生告知患有间质性肺疾病时,应尽可能回想最近的用药,尤其是持续用了一段时间或一次性给予较大剂量的某些药物,给医生提供诊断线索,以利于早期诊断疾病、早治疗,取得良好的疗效。

108. 药物相关性间质性肺疾病如何治疗

(1)尽早停用可疑的相关药物是治疗这类疾病的关键,部分患者在停药后可以自行缓解而不需要进一步的治疗药物。

(2)大部分药物相关性间质性肺疾病是需要积极治疗的,糖皮质激素(简称激素)就是治疗这类疾病的主要药物。可能很多患者一听"激素"就色变,认为激素有很多不良反应,比如肥胖、糖尿病、骨质疏松等。但是,在必要的时候,激素是很有效的药物。因此,要掌握这种药物的适应证,恰当使用。对于大部分药物性间质性肺疾病,停用可能致病的药物并加用糖皮质激素治疗,可以缓解症状、治愈疾病。但少部分患者即便在停药后予以积极的糖皮质激素等治疗后,病情仍有进展。

(3)要尽量避免再次使用引起药物相关性间质性肺疾病的同类药物。在平时去医院看病时主动告诉医生自己的相关病史,供医生参考,避免再次出现类似或更严重的情况。

(4)发病期间要加强吸氧、休息等对症支持治疗。

109. 什么是放射性肺炎

王阿姨半年前因为乳腺癌做了根治手术。为了巩固治疗,术后她又进行了放射治疗。常规复查显示,王阿姨恢复良好。王阿姨和家人都很高兴。

但最近，王阿姨渐渐出现了咳嗽、发热。想到自己是肿瘤患者，抵抗力差，王阿姨赶紧自己在家吃上了"消炎药"，但是一点儿也不见好，上3层楼就会喘息，活动量大不如前。家人陪王阿姨去了医院。医生仔细询问了王阿姨的病史，结合胸部CT结果，认为可能是"放射性肺炎"。

放射性肺炎是由于肺癌、乳腺癌、食管癌、恶性淋巴瘤或胸部其他恶性肿瘤接受放射治疗（简称放疗）过程中，正常肺组织受到射线照射，出现的炎症反应。放射性肺炎是非感染性肺炎的一种类型，与平时常说的感染造成的感染性疾病不是一回事。

110. 放射性肺炎有哪些特点

放射性肺炎通常发生在放射治疗后第1~3个月，第9个月或更晚的时候出现肺纤维化，也有个别患者会在放射治疗停止后半年才出现刺激性干咳、气短、胸痛、发热等症状。

总体来说，有症状的放射性肺炎发生率为5%~15%。轻症的放射性肺炎可以没有任何症状；重症的可以有广泛的肺纤维化，患者会出现严重呼吸困难，甚至呼吸衰竭，导致死亡。如果同时引起放射性食管炎，还会出现吞咽困难。

111. 放射性肺炎如何诊断

放射性肺炎的诊断通常并不困难。像前面例子中的王阿姨，有明确的乳腺癌病史，接受过放射治疗，现在出现了干咳、气短、发热，胸部CT显示肺里的阴影密度均匀，病灶边缘与放射野一致，与正常肺组织有明显分界（这是非常典型的放射性肺炎的影像学表现），因而首先要考虑放射性肺炎的诊断。另外，服用抗生素治疗无效，对诊断也很有帮助。当然，放射性肺炎也可以发生在照射野以外或表现为不典型结节状阴影，对这部分患者，医生还需要与肿瘤复发或转移相鉴别，有时单纯从影像特点上鉴别有困难，就需要动态随访观察。

112. 放射性肺炎如何治疗和预防

对于放射性肺炎患者,需要检查血气分析、白细胞等,看看是不是有缺氧、感染的情况。如果处于急性期,使用糖皮质激素仍是治疗的首选,还可根据情况给予吸氧、祛痰、支气管扩张剂等治疗,以缓解症状。如果确实有合并感染的证据,还应加用抗感染治疗。

中医药在防治和减轻放射性肺纤维化方面有一些作用,百合固金汤、沙参麦冬汤、清燥救肺汤、参芪补肺汤、小青龙汤加减等都是比较常用的方剂。必要时,可以请中医医师再看一看。

在这个时候,患者更需要家人的支持和鼓励。家人不要焦虑,要积极安抚患者,使患者能够保持良好的精神状态,树立战胜疾病的信心。

113. 什么是尘肺

我们的生活与"岩土"密不可分。盖房子需要沙子,修建地铁必须挖掘坑道,精美的玉器需要砂轮打磨。甚至,连禽类有时也会进食一定数量的沙粒帮助消化。但是,如果人体在生产活动中,长期吸入大量游浮于空气中、直径 0.1~10 微米的粉尘。这些粉尘就可能在肺内潴留而引起肺组织弥漫性纤维化为主的改变,使人患上尘肺(肺尘埃沉着病)。根据我国相关法律规定,从 2002 年起,将 12 种尘肺病规定为我国的法定职业病,分别是矽肺、煤工尘肺、石墨尘肺、炭黑尘肺、石棉肺、滑石尘肺、水泥尘肺、云母尘肺、陶工尘肺、铝尘肺、电焊工尘肺、铸工尘肺。

114. 尘肺是如何产生的

尘肺是目前我国最常见、最主要的一类职业病,截至 2006 年,患病人数达 60 万人,病死率约 20%。它是一种典型的环境疾病,也就是说,只有吸入粉尘才会得病,远离粉尘接触就不会患尘肺。从这个角度看尘肺病,

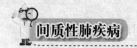

可以说它也是一种病因非常明确的疾病。

既然病因明确，为什么人们还会得尘肺？这主要是当人过度吸入粉尘，超过呼吸道及肺泡的自身清洁能力时，细小的粉尘颗粒就会停留在肺泡，刺激炎性渗出物产生，随后粉尘颗粒被巨噬细胞"吃掉"，产生肺泡炎，久而久之，形成尘细胞肉芽肿和纤维化。当然，粉尘的种类有很多，可产生不同种类的尘肺。

例如，石棉肺是尘肺病之一，又称石棉沉着症，多因吸入石棉纤维所致。由于石棉暴露史非常隐蔽，发病潜伏期长达 15~40 年，就诊时往往忽视职业史，极易造成误诊。

闫女士，今年 56 岁，5 年前呼吸时胸痛，上下楼梯时伴有明显气短。她曾到医院多次就诊，被认为是结核性胸膜炎治愈后合并胸膜钙化，定期观察发现胸膜钙化逐渐增多，由局部单一钙化斑演变为多处胸膜斑。"为什么胸膜钙化会逐渐加重？"带着这一问题，闫女士来到专科医院就诊。医生详细了解闫女士的发病经过和环境暴露史，仔细阅读 X 线胸片后，得出"石棉肺伴多发性胸膜斑"的诊断。原来。闫女士出生于普通家庭，小时候家境贫困，父母为了多挣钱，在家里做一些石棉纺织。当时年幼的闫女士就经常围绕在父母身旁，不经意吸入石棉，没想到相隔四十多年后，诱发了石棉肺和胸膜斑。人体吸入石棉后，不但会导致肺纤维化，而且可能诱发肺癌、恶性间皮瘤及胸腔积液。因此，有石棉接触的人，必须定期复查 X 线胸片，以便及时发现恶性病变。

115. 哪些职业或环境容易发生尘肺

导致尘肺的职业或环境极其广泛，主要有矿物和有色金属的开采、修建山洞时掘进、钢铁冶炼和模具制造打磨、耐火材料的生产、水泥煤粉的制造运输、机械车辆制造行业中的焊接、石英石生产玻璃以及生产碗、盘、地砖等陶瓷行业。长期生活在沙漠中，经常遭遇沙尘暴侵袭的牧民等也容易发生尘肺。

116. 尘肺有哪些症状

尘肺病最早、最常被感知的症状就是气短,俗称"上气不接下气",也就是感觉气不够用。初期,和同龄人比较,患者会感觉爬楼或劳动量增加时气短加重,随着病情发展,承担重体力活动时感觉明显呼吸困难、使不上力,严重时走路、穿衣、吃饭都感觉气短。患者经常伴有咳嗽、咳痰。如果吸入煤尘,咳出的痰多为"黑痰",将痰清除后,呈现细小煤渣颗粒;合并结核、肿瘤会出现咯血、消瘦。患者长期缺氧,还会出现杵状指等表现。

117. 尘肺如何诊断

尘肺的诊断主要依靠职业或环境接触史,相关呼吸系统症状及 X 胸片检查,并且除外其他类似疾病。其中尘肺片是最主要的依据,通常尘肺片表现有两种类型的阴影:一种是从小米粒到豌豆样大小的圆形阴影,另一种是散乱如麻的不规则阴影。需要注意是,尘肺病和工作职业关系极为密切,其诊断需要到有资质认可的医疗单位。

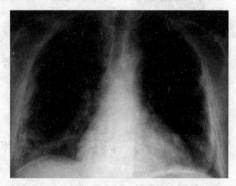

X 线胸片显示多发胸膜斑

118. 尘肺如何治疗和预防

虽然尘肺是一种病因很清楚的疾病,但是,像我国这样劳动密集型的国家,尘肺患病人数一直居高不下,可见职业和环境对疾病发生起着非常重要的作用。对于尘肺,关键是预防,即做好防尘。中国职业卫生的科学家总结出预防尘肺的八字方针:"宣、革、水、密、风、护、管、查"。其中"查"就是指高危人群每 1~3 年要定期健康体检。此外,接触粉尘时,要佩戴防

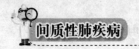

尘口罩。

尘肺尚没有特效的治疗手段,确诊的尘肺患者要调离粉尘作业,大容量肺泡灌洗有助于清除肺内尘渣,改善症状。抗感染、化痰等对症治疗有助于提高机体抵抗力,改善肺功能,预防并发症。

119. 什么是胃食管反流

胃食管反流病(GERD)是指胃、十二指肠内的内容物反流入食管,导致食管炎和食管以外的组织(如咽、喉、气道等)损害的临床综合征。胃食管反流病可有反酸、烧灼感、呕吐、吞咽疼痛、声嘶、咽部不适、异物感等表现,甚至可出现咳嗽、哮喘及肺间质纤维化。

120. 胃食管反流可以导致肺纤维化吗

目前发现,胃食管反流可能是特发性肺纤维化发生和急性加重的重要危险因素之一。特发性肺纤维化患者中,胃食管反流病和酸反流症状发生率显著高于正常人群。

121. 胃食管反流如何诊断

胃镜检查是诊断反流性食管炎最准确的方法,能判断病情严重程度和有无并发症。24 小时胃食管 pH 监测可提供食管是否存在过度酸反流的客观证据,目前已被公认为诊断胃食管反流病的重要方法。此外,食管测压也有助于本病诊断。

122. 胃食管反流如何治疗

胃食物反流病的治疗目的是控制症状、治愈食管炎、减少复发和防止并发症,主要包括一般治疗、药物治疗和手术治疗。一般治疗包括生活方式的改变,如抬高床头,适当限制脂肪、巧克力、咖啡、茶等食物摄入,睡前3小时避免饱食等。药物治疗主要包括抑酸剂、促动力药及黏膜保护剂等。药物治疗无效或出现某些并发症的患者需手术治疗。

治疗胃食管反流病为特发性肺纤维化的治疗提供了新的靶点。研究表明,抗反流药物及手术治疗可能改善特发性肺纤维化患者肺脏功能指标。

123. 间质性肺疾病常用的治疗药物有哪些

间质性肺疾病所包括的范畴很广,疾病因类型不同,其治疗方法和疗效有所差异。对于病因明确的,应脱离相关的职业环境、外源性致敏原及相关药物、放射线等因素,必要时应用肾上腺皮质激素(主要为糖皮质激素),可取得较好的疗效;对于病因未明的,则常无理想的治疗方法和疗效。

间质性肺常见的药物如下:

(1)糖皮质激素:糖皮质激素能够抑制炎症及免疫过程,对部分间质性肺疾病有效,可改善症状和肺功能,但对已有广泛间质纤维化的病例则无效。此外,因长期使用激素存在明显的不良反应,故糖皮质激素在治疗间质性肺疾病中是一把双刃剑。

(2)免疫抑制剂:常用的有硫唑嘌呤(AZA)、环磷酰胺(CTX)、甲氨蝶呤(MTX)、环孢霉素 A(CsA)等,对免疫反应具有一定的抑制作用,并且能够减少激素的用量。对于广泛的间质纤维化患者,至今仍少有令人信服的资料说明这类药物的效果。

(3)抗氧化剂:N-乙酰半胱氨酸具有抗氧化的作用,对肺纤维化患者的肺功能下降可能具有延缓作用,但尚需临床试验进一步证实。白三烯受体拮抗剂、内皮素受体拮抗剂、脯氨酸同系物等虽在体外实验中发现有抗肺泡炎、抗纤维化作用,但若应用于临床,还须更深入地研究。

(4)抗纤维化制剂:秋水仙碱、γ-干扰素等并不能给肺纤维化患者带来益处,已经不再推荐用于治疗特发性肺纤维化。吡非尼酮作为一种新的抗肺纤维化制剂,可以在一定程度上延缓肺功能的下降,减少肺纤维化急性

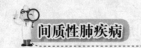

加重的次数,已经开始在临床应用。

（5）细胞因子拮抗剂:仍处于临床试验治疗,其结果尚不令人满意。

（6）中医药:由于特发性肺纤维化迄今尚无有效药物疗法,激素和免疫抑制剂的毒副作用又限制了其临床应用,中西医结合治疗特发性肺纤维化为这一世界性难治性疾病提供了新的医疗途径,但就目前国内的研究现状而言尚属起步阶段。

124. 间质性肺疾病患者应用激素治疗时应注意哪些问题

（1）应用激素治疗期间应注意:遵医嘱,规律用药,忌自主停药;多进食含钙、钾高的食物,如牛奶、鱼虾、橙汁等;做运动时勿剧烈,否则易发生骨折;患者抵抗力低,易感染,故应勤刷牙、勤漱口以预防口腔感染,并且勤洗手,预防感冒。

（2）注意激素的不良反应:如满月脸、水牛背、水钠潴留、胃溃疡、高血压、糖尿病以及精神症状等。

125. 使用 N-乙酰半胱氨酸治疗肺纤维化时需要注意哪些问题

肺纤维化患者常需要服用 N-乙酰半胱氨酸。有些患者会提出这样的问题:N-乙酰半胱氨酸是怎样起效的? 如何服用效果最好? 服用的过程中需要注意什么? 常见哪些不良反应? 又该如何处理?

目前研究认为,肺纤维化患者体内存在氧化-抗氧化失衡,N-乙酰半胱氨酸在体内可以转化为谷胱甘肽前体,间接提高肺脏上皮细胞衬液中的谷胱甘肽水平,起到抗氧化作用,从而可能使肺纤维化患者受益。

N-乙酰半胱氨酸用法为口服。目前临床上有片剂和泡腾片两种制剂。片剂直接用少量温水送服即可;泡腾片需要在临用前加少量温水溶解,混匀服用,或直接口服。无论是片剂还是泡腾片,治疗剂量均是 600 毫克,每日 3 次。最好不要同酸性药物或食物同服,否则会降低药物的作用。该药对呼吸道黏膜有刺激作用,有时可引起呛咳或支气管痉挛,因此哮喘的患者禁用。伴有严重呼吸功能不全的老年患者慎用。另外,该药的水溶液中有硫化氢的臭味,部分患者可产生胃肠道反应,如反酸、恶心,甚至呕吐。症状轻微者可以调整服药时间,建议在饭后服药,减轻胃肠道反应;严重者需在医生指导下加用胃肠药或停药换用其他方法治疗。有消化道溃疡患者应在医师指导下使用。

126. 间质性肺疾病患者如何进行氧疗

肺间质病患者出现缺氧就需要接受氧疗,具体包括:①休息状态下呼吸室内空气,血氧分压(PaO_2)≤ 55 毫米汞柱或氧饱和度(SaO_2)≤ 88%;② PaO_2 55~60 毫米汞柱或 SaO_2 ≤ 89%,同时合并充血性心力衰竭及下肢水肿或血细胞比容 >55%。此外,如果存在肺动脉高压、肺心病以及夜间缺氧,即使日间休息时血氧正常,也应进行氧疗。每日吸氧至少 15 小时。

间质病患者在活动时耗氧增加,尤其在进行运动或康复治疗时,活动中吸氧可改善缺氧呼吸困难症状,提高活动耐量及生活质量。氧浓度的调节以脉氧饱和度达到 93% 以上并减轻呼吸困难症状为目标,故应监测脉氧饱和度并据此选择合适的氧疗装置及调节吸氧浓度。

常用的家庭氧疗装置主要是制氧机和压缩氧气瓶,两者各有利弊。制氧机利用分子筛物理吸附和解吸技术分离出氧气,电力驱动,适合长期应用。其缺点是提供的氧气流量有限,一般为 3~5 升 / 分;体积较大且需电力,不宜移动,尤其外出活动时不便使用。氧气瓶提供氧气流量范围较大(0.5~10 升 / 分),可满足吸氧需求,缺点是需要厂家灌装和更换。

家庭吸氧器具主要是鼻导管,较少使用面罩。鼻导管的特点是廉价、舒适,吸氧同时可以吃饭、谈话和咳嗽,但其氧浓度受患者呼吸深度和频率的影响,提供氧浓度有限,并且在患者呼气时氧气被浪费。储氧式鼻导管是在此基础上增加一个储氧空间,将患者每次呼吸之间的氧气储存起来,以提高氧浓度并减少浪费,可以节约氧气用量。面罩吸氧也是如此,但一般较少用于家庭氧疗。

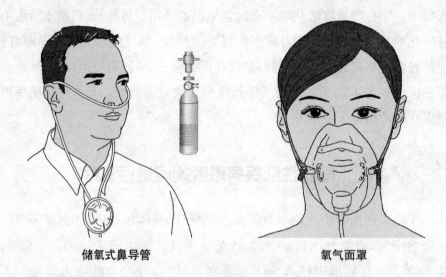

储氧式鼻导管　　　　　　　　氧气面罩

127. 间质性肺疾病患者如何进行康复治疗

康复治疗可减轻间质性肺疾病患者呼吸困难的症状,提高生活质量。康复治疗主要包括:肢体功能锻炼和呼吸功能锻炼,需要应用的器械有哑铃、跑步机、划船器等常用健身器材,以及上下肢主被动训练器、吸呼气阻力训练器等医用器械。

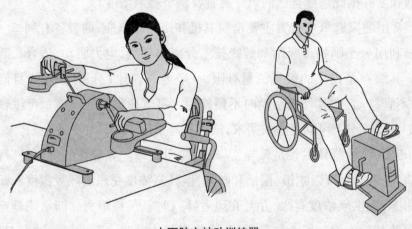

上下肢主被动训练器

肺间质病患者的康复治疗应由专业医师制订方案,并且最好在医护人员监测指导下完成,尤其是首次接受康复治疗的患者。

在接受康复治疗之前,需要仔细评价患者的心肺功能,包括生命体征、心电图、心脏彩超、常规肺功能、动脉血气,以及运动心肺功能评价等。根据运动心肺功能检测结果确定患者运动的目标阈值和安全范围,了解运动过程中的氧疗需求,从而为每例患者

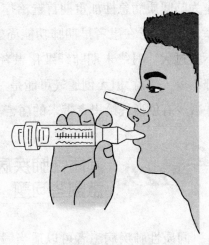

吸呼气阻力训练器

制定个体化的康复运动方案,包括运动强度和时间、运动器械以及氧气流量等。

在后续的运动训练过程中,还需续监测患者的心肺功能(主要包括心电图、脉搏血氧饱和度)并实时反馈,以调整运动方案和氧气流量。康复治疗的一个周期至少 8 周,一个周期结束后再重新评价心肺功能,然后调整方案。

另外,康复治疗不宜在急性加重期进行,一般在病情缓解并稳定至少1 周后开始。

 **128.** 间质性肺疾病患者可以使用呼吸机治疗吗,应注意哪些问题

当肺间质病急性加重,发展为呼吸衰竭时,常规氧疗方式已难以纠正严重低氧血症,需考虑应用呼吸机辅助治疗。这包括无创通气和有创通气,两者主要区别在于是否进行气管插管或气管切开建立人工气道。

早期研究发现,肺间质病患者进行有创通气疗效很差。在 1980~2000年,一系列研究显示其病死率高达 87%,短期(出院 3 个月内)病死率高达94%。无创通气(NPPV)的应用改变了肺间质病患者的预后。无创通气

作为肺间质病急性加重期首选治疗,可有效避免气管插管并最终提高生存率,但应注意在患者早期肺功能尚好时开始应用无创通气,并且设置压力不宜过大。对终末期肺纤维化患者而言,无论是哪种呼吸机治疗,生存率都不令人满意,但无创通气可能是一个有用的姑息治疗,可减轻呼吸困难,并减少有创通气给患者带来的痛苦。

129. 间质性肺疾病患者可以锻炼吗,应注意哪些问题

间质性肺疾病患者可以适当锻炼。例如,每天有计划地进行深呼吸、吹气球锻炼,每日 2 次,每次 10~20 分钟,从而改善呼吸功能。

呼吸训练具体方法:采取站立位或卧位,双手放在下肋部,用鼻深吸气至不能吸时屏气 1~3 秒,然后用口呼出,双手往下轻压帮助呼气,尽量将气排出。每分钟做6~8次。如果病情允许,可以缓慢步行,停下来深吸一口气,然后再步行,同时缓慢地呼气,以控制呼吸。

刚开始锻炼时,不要过量。运动的时间和强度应当掌握在稍有点累,以不感到疲劳、喘憋为宜,避免过劳而引起呼吸困难。

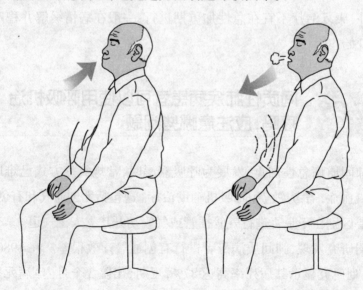

130. 间质性肺疾病患者有哪些心理特点，应如何护理

　　重症间质性肺病患者均有长年原发病病史，长期用药带来的毒副作用及病情反复且逐渐加重的过程中容易使患者产生焦虑、烦躁、恐惧、悲观绝望等负面情绪。缺氧导致的呼吸困难，更加重了其对死亡的恐惧心理。家人应该与患者多交流，多沟通，多为患者提供治愈的病例，帮助其树立战胜疾病的信心。长时间用激素的患者，行为退缩，不愿与人交流，这时主要以鼓励为主，使患者敢于表达自己。培养稳定的情绪，帮助患者合理地安排生活，并把压力诉说给亲人，请他们一起分担自己的精神压力。调动患者的主观能动性，使消极因素转化为积极因素，强调个人应对的能力，使其明白自己的问题必须自己解决，尤其是心理上的困惑，其他人只能帮助指出问题、分析问题，最后的解决问题还在于自己。当其承受巨大的精神压力时，应鼓励患者建立宣泄的途径，调动积极性来解决问题，不要回避，使其能够正确的评价自己的能力和所承担的压力。帮助患者放慢思维、控制呼吸，并与之交谈，让其听音乐，以分散注意力，减少孤独感。与其聊天时，要语言亲切，态度和蔼，面带微笑，要多用体贴、关切的语言，告之通过积极治疗，呼吸困难的症状会得到改善，让其保持一个良好的心态接受治疗。

【附】健康歌

　　来来来，来来来，大家一起做个呼吸功

　　站立位，坐卧位，手在腰上，放松心情

　　早睡早起，咱们来做呼吸功

　　闭上眼啊，听着音乐

　　学做深呼吸，到老也唱唱跳跳

　　锻炼肺功能

深呼吸,深呼吸

用鼻深吸,屏气 3 秒

大力用口呼出,将气体排出排出排出

每分钟 6 至 8 次,反复去做

避免疲劳,我比谁都有活力

第七周,第七周

增加活动,增加活动

早睡早起,咱们来做运动

晨起散步,打打太极

勤做深呼吸,锻炼要量力而行

会越来越好

笑眯眯,笑眯眯,对人客气,笑容可掬

你越来越美丽,人人都说 nice nice

饭前记得洗手,饭后记得漱口漱口

健康的人快乐多

多交流,多沟通,避免烦躁,树立信心

鼓励鼓励,敢于来表达

诉说诉说,倾听倾听

不要去逃避,学大家唱唱跳跳

我们会更好

来,大家一起,跟着我们一起做,要看好喔

嘿咻! 嘿咻! 嘿咻! 嘿咻!

加油,加油,加油,我们一起来数数

1234,2234,3234,4234

5234,6234,7234,8234

多体贴,多耐心,交流情感,分散注意

减少孤独,咱们来听听音乐

忘掉恐惧,面带微笑

勤做深呼吸,学大家唱唱跳跳

我们会变好

笑眯眯,笑眯眯,对人客气,笑容可掬

你越来越美丽,人人都说 nice nice

饭前记得洗手,饭后记得漱口漱口

健康的人快乐多

站立位,坐卧位,手在腰上,放松心情

早睡早起,咱们来做呼吸功

闭上眼啊,听着音乐

学做深呼吸,到老也唱唱跳跳

我们会更好

131. 间质性肺疾病患者可以进行肺移植治疗吗

李先生患有多种老年常见病,如高血压、冠心病和糖尿病,6年前又被诊断有特发性肺纤维化。尤其是肺纤维化,药没少吃,可病情还是持续进展,严重影响了呼吸功能,使他生活自理都十分困难,离不开吸氧治疗,所以家里备了制氧机供长程家庭氧疗。一次,他因呼吸困难急性加重住进了医院。期间,他发现医生在为别的患者做肺移植的评估,才知道肺脏也是和肾脏、肝脏一样,不管用了也是可以换的。在向医生详细了解了肺移植的相关知识和国际、国内肺移植开展的情况后,尽管知道会有风险,但李先生还是和家里人商量决定采取肺移植治疗。医生在对他进行了肺移植评估和充分的准备后,为他进行了左侧单肺移植术。非常幸运,李先生在肺

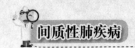

移植后如同换了一个人似的,肺功能明显改善,到现在已近 5 年了,他还能坚持每天去公园锻炼,带孙子游玩,生活质量显著提高。

这个例子告诉我们,肺移植并不是望尘莫及的。事实上,随着肺移植技术的发展成熟,肺移植已经广泛用于终末期肺疾病的治疗。近几年,北京、上海、广州、无锡等地的多家医院比较好地开展了肺移植。

以特发性肺纤维化为代表的终末期肺纤维化,由于目前无有效的治疗药物,肺移植成为最有效的治疗手段。进行肺移植后,大多数特发性肺纤维化患者的生活质量改善,移植后 5 年存活率超过 50%。对于特发性肺纤维化或其他终末期肺纤维化患者,可到有资质的肺移植中心进行肺移植评估,将肺移植作为可考虑的治疗选择。

肺纤维化患者的肺移植指征:①慢性肺纤维化,肺脏功能严重受损(如弥散量,即 DLco 低于 35% 预计值;6 个月内用力肺活量(FVC)下降幅度大于 10% 或更大,DLco 下降 15%);6 分钟步行试验脉搏血氧饱和度(SpO_2)小于 88%;胸部高分辨率 CT 的纤维化评分高;②规范内科治疗无效;③估计存活期短于 2~3 年;④可以配合康复训练;⑤具有良好的营养状态和稳定的心理素质等。

132. 间质性肺疾病患者如何预防流感或呼吸道感染

间质性肺疾病与感染的关系密不可分。感染可能是某些间质性肺疾病的病因,许多间质性肺疾病由于患者本身或经激素治疗后存在免疫功能缺陷,也容易"感冒",进而在肺部病变基础上继发感染。感染可导致病情急性加重,增大了治疗难度,部分患者可能因为病情加重而死亡。病毒、细菌、真菌、支原体、衣原体等均可能成为感染的病原体。那么,间质性肺疾病患者应采取何种措施预防流感或呼吸道感染呢?

(1)注意卫生,增强个人体质:①注意保持个人卫生,不饮生水,勤洗手,室内勤通风换气;②戒烟戒酒;③注意营养,保证充足的睡眠和休息;④根据自身情况适当体育锻炼,症状较重者可进行呼吸操、扩胸运动、腹式呼吸等训练。

（2）防寒保暖：冬春季节是多种呼吸道感染的高发期，尤其是流感，所以在冬季、冬春之交时防寒保暖十分重要。老话说"春捂秋冻"，是有道理的，在天气渐暖但气温变化仍不稳定时，尤其要注意适时增减衣物。

（3）避免接触感染源，切断传播途径

1）呼吸道病原多数主要经由飞沫（患者在呼气、说话、咳嗽、喷嚏时经口鼻排入环境中含有病原体的微小液滴）传播，因此与人谈话的时候应该保持一定的社交距离（大于1米），不正对他人交谈，说话时应避免口沫四溅。平时注意室内空间充分的通风、透光。在呼吸道传染病高发时期，应尽量减少去空气不流通和人群拥挤的场所，到医院就诊时不妨戴口罩。

2）接触是呼吸道病原传播的另一种重要途径，因此要注意保持手部卫生，常洗手，认真洗手。在做食品之前、制作过程之中以及制作完成之后，餐前、便后，处理生禽畜肉和生鸡蛋后等均要洗手。最好是用流动水、肥皂洗手。

3）家人患呼吸道感染时，更应注意室内勤通风换气，并要求患者"自我隔离"、佩戴口罩并遵循"咳嗽礼仪"。即咳嗽时用手帕或毛巾遮捂口鼻并将头背过身去，不直冲别人；咳嗽后立即将使用过的纸巾扔到垃圾箱，并立即洗手。

（4）出现打喷嚏、咳嗽等呼吸道感染症状时，要用纸巾、手帕掩盖口鼻，预防感染他人；出现发热、咳嗽、咽痛、全身不适等症状时，应戴上口罩，并尽快到发热门诊就医，并告之医生自身病史。

 133. 间质性肺疾病患者如何进行教育与自我管理

疾病治疗离不开患者的积极参与与配合。与慢性阻塞性肺疾病等其他慢性疾病一样，对患者进行疾病的教育是肺纤维化治疗的重要组成部分。教育及自我管理强化了医方与患者的关系，由此可以帮助患者制订切合实际的目标，作出有意义的决定，掌控自己的治疗，享受高质量的生活，

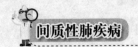

并乐观面对未来。

肺纤维化患者的综合教育包括引起疾病的常见病因、症状,预防与治疗方法,以及预后等,让患者了解可能的治疗方法和临床试验,以及这些治疗的可能作用和不良反应,以便患者能作出适当的选择。定期的监测随访。尤其让患者了解以下知识,积极配合医生进行诊断治疗。

(1)明确的诊断是有效治疗疾病的关键:间质性肺疾病包括众多不同类型、不同病因所引起的疾病,他们的预后和治疗方法不完全一样。因此,凡是诊断为间质性肺疾病或肺纤维化或间质性肺炎的患者,都应该尽可能有更明确的诊断,而不是凡是间质性肺炎都一概采取激素治疗。

(2)制订治疗计划:患者教育及自我管理的核心是完善的治疗计划。因此,应该根据患者的病情,并以患者的价值观及偏好为指导设定治疗目标和行动计划。对于终末期肺纤维化患者治疗重点放在控制症状、减轻痛苦、尊重患者的选择等方面,同时还要关注到患者家人。

1)病因治疗是根本:对于有明确病因的间质性肺疾病,首先是去除病因,避免进一步暴露。例如,过敏性肺炎是由于饲养宠物如鸽子、鹦鹉等引起的,患者需要放弃相应爱好,保持健康;药物相关性间质性肺炎患者需要停用相应药物,避免药物滥用;吸烟相关性间质性肺疾病患者需要戒烟。

2)发病机制治疗:一些炎症占主导的间质性肺炎,如大部分非特异性间质性肺炎、隐源性机化性肺炎、脱屑性间质性肺炎等,具有很好的可逆性,首选激素治疗。一些肺纤维化占主导的间质性肺炎或进行性加重的肺纤维化,如纤维化型非特异性间质性肺炎、特发性肺纤维化,通常不可逆,甚至恶化进展,目前还缺乏有效的药物,治疗的主要目的是维持病情稳定,预防或延缓进展。

鼓励推荐符合条件的患者积极参与药物临床试验。一方面,这些患者有可能从中获得潜在的药物疗效,同时也通过参与临床研究帮助其他患者;另一方面,患者也有更多机会获得专业人员的指导,增进患者管理疾病的能力和信心。

3)对症治疗:终末期肺纤维化患者除了表现为明显的呼吸困难外,咳嗽、抑郁或焦虑以及易疲劳也很常见,严重影响患者的生活质量,针对上述症状的治疗可以起到减轻症状、改善运动能力、提高生活质量的目的。

4）氧疗：氧疗可以改善症状，提高生活质量，加强患者进行肺康复治疗的耐力。氧疗是肺纤维化治疗的重要组成部分，强烈推荐静息时低氧血症的患者使用长程家庭氧疗。

5）康复治疗：康复治疗可使肺纤维化患者的6分钟步行试验行走距离增加，症状减轻或生活质量改善。对于大部分符合条件的肺纤维化患者推荐适宜的康复治疗。

6）肺移植：对于有肺移植指征、肺移植意愿并有肺移植条件的肺纤维化患者，建议到有条件的肺移植中心进行肺移植评估和肺移植治疗。

（3）制订随访监测计划：监测疾病演变、治疗效应与药物不良反应，预防疾病进展。

（4）预防和治疗急性加重：预防和治疗肺部感染等并发症，降低病死率。

（5）合并症治疗：很多肺纤维化患者常合并存在以下一种或多种疾病，如胃食管反流病、肺动脉高压、肺气肿、肺栓塞、肺癌、冠心病、糖尿病、阻塞性睡眠呼吸暂停等慢性疾病。这些疾病也可使肺纤维化患者的症状加重，影响生活质量，应该予以适当治疗。

134. 间质性肺疾病患者中医治疗时应注意哪些问题

中医古代文献中无此病的记载，有关本病症状的描述可参见于"肺痿"、"喘症"、"咳嗽"、"肺痹"、"肺胀"。近年来，不少患者尝试以中西医结合的方法防治本病，即配合中医辨证分型的方法，从整体观念入手，调节机体免疫系统，减轻单用激素的不良反应，促进痰液排出，改善肺部的通气与换气功能，改善肺组织的血液循环，辅助炎症的吸收及延缓肺组织纤维化进展。中医学在控制症状、改善体质、调整心态、提高生活质量等方面发挥了作用。

间质性肺疾病患者临床表现具备咳、喘、痰、满（胸闷）、瘀等特点。中医认为病位在肺脾肾，临证治疗要做到"辨其病"、"知其因"、"识其理"、"明其机"，根据孰重孰轻，或宣肺或健脾或补肾。

间质性肺疾病患者在日常中医调护方面应注意：

（1）由于肺主卫，外合皮毛，其娇嫩而不耐寒热，易感受外邪侵袭。故应重视气候变化，宜慎起居、避风寒。有自汗、盗汗者，宜用干毛巾擦干汗液后避风更换衣服。

（2）肺主气，司呼吸，开窍于鼻。故患者要坚持吸氧，改善通气。为避免冷空气及异味刺激气味吸入，室内定时通风换气，但避免冷空气直接吹袭患者。

（3）由于"肺恶辛"。故患者饮食以清淡素食为主，但要保证足够营养，忌辛辣、烟酒以及油腻、甜、酸、咸和刺激性食物，以防脾生痰或耗伤肺气。

（4）中医认为肺主肃降，与大肠相表里。肺以宣发肃降为顺，宣降正常则肺气通顺，若大便干燥，腑气不通，肺的宣降功能失调，气反逆上则出现咳喘、气急，因此要调理大便。大便干燥，宜采取通便的措施，以使腑气通，而助肺气降。对于虚证患者切忌大便稀溏，以防止损耗肺脾之气。

此外，中医研究表明，冬虫夏草、大黄蛰虫丸、血府逐瘀汤、麦门冬汤、生脉散等中药可以延缓肺纤维化进展，减轻早期肺泡炎的发生。

32检